GUIA COMPLETO DA

Beleza feita em casa

Copyright © 2016 Sunny Subramanian e Chrystle Fiedler
Copyright da tradução © 2017 Alaúde Editorial Ltda.
Título original: *The Compassionate Chick's Guide to DIY Beauty*

Todos os direitos reservados. Nenhuma parte desta edição pode ser utilizada ou reproduzida – em qualquer meio ou forma, seja mecânico ou eletrônico –, nem apropriada ou estocada em sistema de banco de dados sem a expressa autorização da editora.

O texto deste livro foi fixado conforme o acordo ortográfico vigente no Brasil desde 1º de janeiro de 2009.

Este livro visa fornecer informações sobre o preparo e a utilização de cosméticos feitos a partir de ingredientes naturais, e suas receitas, até onde é do conhecimento do autor e da editora, são seguras e saudáveis para uso geral. A editora e a autora se eximem de qualquer responsabilidade, dano ou risco, pessoal ou outro, em consequência direta ou indireta do uso e da aplicação do conteúdo deste livro. Em caso de dúvida quanto ao impacto da utilização das informações apresentadas em sua saúde, os leitores devem assumir total responsabilidade em consultar um médico ou outro profissional habilitado. Pessoas com alergias ou com outros problemas de saúde devem ler com cuidado os ingredientes sugeridos e avaliar se eles podem ou não lhes causar problemas. Todas as fórmulas e receitas são utilizadas por conta e risco do leitor.

Em caso de dúvida, as pessoas com necessidades especiais, alergias, condições especiais ou problemas de saúde devem contatar um médico de confiança antes de provar qualquer receita.

Neste livro, as medidas caseiras equivalem a: 1xícara = 240 ml; 1 colher (sopa) = 15 ml; 1 colher (chá) = 5 ml.

Edição original: Robert Rose Inc.
Design e produção: Daniella Zanchetta / Page Wave Graphics Inc.
Editora: Tina Anson Mine
Produção das receitas: Sunny Subramanian
Assistente da autora: Kari Repsholdt
Produção fotográfica: Michelle Cehn (exceto as destacadas abaixo)
Todas as imagens pertencem à editora Robert Rose Inc., com exceção de: p. 5 Circles © iStockphoto.com/Oksana Pasishnychenko; Feathers © iStockphoto.com/Marina Zakharova; p. 10 Pink floral © iStockphoto.com/Anastasiya Yatchenko; Light blue pattern © iStockphoto.com/Tiax; p. 17 Pink diamonds pattern © iStockphoto.com/Pulvas; Blue & yellow pattern © iStockphoto.com/Tiax; p. 24 Teal & gray pattern © iStockphoto.com/Tiax; Yellow butterflies © iStockphoto.com/Aleksa; p. 28 Jojoba © iStockphoto.com/Mashuk; p. 37 Droppel into bottle © iSotckphoto.com/MorePixels; p.38 Purple birds © iStockphoto.com/Oksancia; Mint waves © iStockphoto.com/ Tiax; p. 79 Lemons © iStockphoto.com/Juliehka; p. 83 Bananas © iStockphoto.com/Kauriana; Scallops © iStockphoto.com/Kidstudio852; p. 107 Essential Oils © iStockphoto.com/Botamochi; p. 118 Hops © iSotckphoto.com/Richard Loader; p. 119 Green dotted © iStockphoto.com/AlenaZ0509; Triangles © iStockphoto.com/Kidstudio852; p. 140 Floral & bird pattern © iStockphoto.com/Nataliia Kucherencko; Orange geometric © iStockphoto.com/Tukkki; p. 163 Blue diamond flower pattern © iStockphoto.com/Tiax; Circular flowers © iStockphoto.com/Embra; p. 183 Pink lollipops © iStockphoto.com/Maria Tkach; Red lollipops © iStockphoto.com/Maria Tkach; p. 187 Nail polish bottles © iStockphoto.com/Nik Merkulov; p. 192 Pink sky clouds © iStockphoto.com/Shadowalice; Pink origami butterflies © iStockphoto.com/Ekaart.

Produção editorial: Editora Alaúde
Preparação: Martha Lopes
Revisão: Júlia Thomas e Júlia Yoshino
Capa: Amanda Cestaro
Impressão e acabamento: EGB – Editora e Gráfica Bernardi

Dados Internacionais de Catalogação na Publicação (CIP)
(Câmara Brasileira do Livro, SP, Brasil)

Subramanian, Sunny
Guia completo da beleza feita em casa: faça seus cosméticos veganos / Sunny Subramanian & Chrystle Fiedler; tradução de Carla Melibeu. -- São Paulo: Alaúde Editorial, 2017.

Título original: The compassionate chick's guide to DIY beauty
ISBN 978-85-7881-427-4

1. Beleza - Cuidados 2. Beleza pessoal 3. Cosméticos 4. Maquiagem 5. Veganismo I. Fiedler, Chrystle. II. Título.

17-02982   CDD-646.70082

Índices para catálogo sistemático:
1. Mulheres: Beleza: Cuidados: Aparência pessoal 646.70082

1ª edição, 2017 / Impresso no Brasil

2017
Alaúde Editorial Ltda.
Avenida Paulista, 1337, conjunto 11
São Paulo, SP, 01311-200
Tel.: (11) 5572-9474
www.alaude.com.br

Compartilhe a sua opinião sobre este livro usando a hashtag #BelezaFeitaEmCasa nas nossas redes sociais:

 /EditoraAlaude
 /EditoraAlaude
 /AlaudeEditora

SUNNY SUBRAMANIAN & CHRYSTLE FIEDLER

GUIA COMPLETO DA

Beleza feita em casa

TRADUÇÃO DE
CARLA MELIBEU

SUMÁRIO

Introdução 5

Como usar este livro 8

Capítulo 1: Veganismo básico 10

Capítulo 2: Vantagens dos cosméticos caseiros 17

Capítulo 3: Itens veganos essenciais. 24

Capítulo 4: Cuidados faciais. 38

Capítulo 5: Produtos para banho e para a pele do corpo 83

Capítulo 6: Cuidados com o cabelo 119

Capítulo 7: Maquiagem e cosméticos. 140

Capítulo 8: Cosméticos unissex 163

Apêndices 183

Apêndice A: Meus ingredientes naturais e orgânicos preferidos 184

Apêndice B: Marcas de cosméticos naturais e veganos 186

Apêndice C: Rotinas de beleza caseiras: como ficar linda o dia inteiro. 188

Apêndice D: Dicas de como embalar, rotular e presentear com cosméticos
veganos caseiros 191

Agradecimentos. 192

INTRODUÇÃO

Quem é essa moça fazendo alquimia cosmética vegana na cozinha?

Oi! Meu nome é Sunny, sou viciada em cosméticos veganos e adoro criar produtos naturais na minha cozinha.

Sempre tive uma queda enorme, monumental, por animais. (Sério, com 2 anos já era possível perceber que eu seria a "louca dos gatos".) Em abril de 2000, num curso de filosofia voltado para o estudo da ética, assisti a cenas de maus-tratos contra animais. Elas haviam sido gravadas no meio de uma investigação secreta da People for the Ethical Treatment of Animals (Peta). À la Oprah Winfrey, tive meu momento de epifania. Pensei: "Mas peraí! Como posso amar os animais e ao mesmo tempo comê-los?" Tornei-me vegana num piscar de olhos, sem nem passar pela fase vegetariana. Quando ficamos sabendo de algo, não dá para dessaber, certo?

Tive meus filhinhos peludos (ao longo dos anos, Towane, Spirulina e Conan têm sido minhas amadas bolinhas fofinhas), mas me dei conta de que todos os animais — vacas, porcos, perus, galinhas e até mesmo seres rastejantes sinistros — poderiam ser meus amigos se eu me propusesse a conhecê-los. A vida é preciosa, e todos nós somos seres sencientes, que pensam e sentem.

Depois dessa constatação, minha forma de ver o mundo mudou totalmente. Por amor aos animais, virei vegana da noite para o dia. Minha filosofia é a de jamais contribuir com a dor e o sofrimento de um ser vivo.

Da conscientização para a ação

Assim que abri os olhos para essa questão, aboli carnes, peixes, laticínios, ovos, mel e todo e qualquer produto de origem animal da minha alimentação. Comecei a ler em detalhes os rótulos de tudo. E quando digo "tudo", é tudo mesmo! Se encontrava algum ingrediente animal nojento, por exemplo, a caseína, proteína do leite de mamíferos, pensava "Ai, não!" Por causa disso, já devolvi para a prateleira muitos cookies deliciosos, porém não veganos. Pode me chamar de doida, mas secreção mamária bovina, para mim, não é exatamente uma coisa apetitosa. Atualmente há fartas opções de produtos veganos, inclusive nos supermercados convencionais. Só que, no ano 2000, não era bem assim. Essa falta de alternativas me tirou da zona de conforto e me forçou a exercer muito autocontrole. Sério, gente. Devolver cookies para prateleiras não é fácil para mim, não...

Como veganizei minha rotina de beleza?

Depois da revelação, não demorou para que eu me desse conta de que precisava mudar completamente meu estilo de vida. Ao aderir ao veganismo, tive de abrir mão totalmente de subprodutos de origem animal. Precisei passar por uma completa reeducação em relação à alimentação, aos cuidados cosméticos, às roupas que usava... tudo! E assim como fiz com os alimentos, passei a ler avidamente os rótulos dos produtos de beleza.

De repente, algumas das minhas marcas preferidas não atendiam mais aos meus critérios, pois descobri que seus produtos ou eram testados em animais ou continham ingredientes de origem animal. Outros, apesar de veganos e não testados em animais, continham substâncias químicas nocivas. Alguns itens da minha rotina de beleza tinham ingredientes sintéticos de nomes tão complicados que eu não conseguiria pronunciá-los nem se tentasse.

Dessa forma, com um nível de exigência maior em relação aos produtos que estava disposta a usar, recorri à internet para pesquisar dicas veganas e avaliações de produtos que me orientassem na escolha. Só que não tive muita sorte. Foi quando me dei conta de que era necessário preencher essa lacuna. Como eu, havia um público que também queria cuidar da beleza sem causar sofrimento aos animais. Essas pessoas precisavam de uma fonte de informações. Assim, entendi qual era a minha missão. Comecei a pesquisar dados e fatos para divulgar a todos. Foi dessa maneira que, senhoras e senhores, nasceu o meu filho. Lancei o blog Vegan Beauty Review (www.veganbeautyreview.com) em 2007 e, a partir de então, venho transmitindo minha mensagem contra os maus-tratos aos animais nas mídias sociais.

O que é o Vegan Beauty Review?

O Vegan Beauty Review (VBR) é um site que leva a um público experiente dicas e inspirações de beleza bacanas, divertidas e sem sofrimento animal. Nele é possível encontrar resenhas sobre produtos veganos, orgânicos e sustentáveis. Cobrimos moda, alimentação e cosmética vegana caseira. Assim, ofereço ao meu público, que é cada vez maior, o que há de melhor no universo de produtos não testados em animais (cruelty-free). Meu principal objetivo é mostrar às pessoas interessadas no veganismo que esse tipo de cosmética pode ser, além de consciente, feminina e divertida.

Depois que abri o VBR, o mercado de cosméticos veganos explodiu. Quando comecei o blog, em 2007, conhecia bem quase todas as marcas disponíveis. Hoje, no entanto, diria que é um desafio (muito positivo) conseguir me manter a par de tudo. Diariamente surgem linhas de cosméticos não testados em animais. E atualmente os produtos veganos estão mais acessíveis que nunca, disponíveis até mesmo em drogarias não especializadas.

Tenho esta obsessão: buscar e divulgar informações sobre os melhores cosméticos veganos produzidos sem sofrimento animal. Quero que todo mundo possa usar o que há de melhor em máscaras faciais, esfoliantes corporais, creme para a região dos olhos, sabonetes, tonificantes para o rosto e maquiagem em geral — com ingredientes puros e, melhor, sem surpresas desagradáveis (aditivos e conservantes químicos). Todos os produtos devem ser isentos de componentes de origem animal e também desenvolvidos sem testes com animais.

Vantagens da cosmética caseira natural

Graças ao VBR, passei a conhecer bem os ingredientes usados nos meus produtos prediletos. E, assim, fui me animando para começar a fazer cosméticos caseiros. Percebi que a maioria dos meus itens favoritos para o rosto continha óleos naturais (por exemplo, azeite de oliva, óleo de abacate ou de semente de uva), açúcares, sais, suco de frutas cítricas, extratos, ervas e especiarias — ingredientes que eu já tinha em casa. Assim que percebi isso, vi que era hora de começar a brincar.

A maioria dos alimentos *in natura* é rica em nutrientes com propriedades benéficas para a pele. Ou seja, são tudo de bom para incorporar à rotina de beleza. Além de conveniente, divertido e bem mais barato, preparar cosméticos caseiros é uma forma de controlar com exatidão o que usamos no corpo e no rosto.

Eu já criei receitas incríveis que salvaram minha pele muitas e muitas vezes. Elas ajudam quando tenho fases de acne hormonal, durante o inverno, quando minha pele resseca e descama, e ainda na chegada das temidas rugas e linhas de expressão. Experimentar ingredientes e compor combinações que funcionam bem é uma tremenda alegria. Já adaptei várias receitas caseiras clássicas, algumas das quais me foram passadas por minha mãe, que é linda e vende cosméticos veganos pela internet. Ela me ensinou várias das minhas técnicas preferidas, que vou transmitir aqui. Uma delas é usar amido de milho como xampu seco — uma forma de hidratar o cabelo com sua oleosidade natural.

Motivada pelo sucesso de receitas de cosméticos caseiros, tutoriais, dicas e "trucões" do VBR, achei interessante reunir tudo isso num livro que sirva de fonte de consulta. Fico felicíssima em ensinar minhas soluções de beleza para você. Espero que o livro ajude todo mundo a botar a mão na massa e a começar a fazer muitos cosméticos caseiros nutritivos, potentes e eficazes.

– *Sunny Subramanian*

COMO USAR ESTE LIVRO

Esta obra é fruto do Vegan Beauty Review (www.veganbeautyreview.com), o meu blog. Ao mesmo tempo divertida e informativa, ela incentiva a autonomia ao ensinar como preparar seus próprios cosméticos veganos em casa.

Você até pode pular direto para as receitas, mas o início ajuda a entender como os cosméticos caseiros contribuem para o seu bem-estar e para o futuro do planeta. Seja como for, você vai se divertir e, de quebra, fará sua parte para acabar com a crueldade contra os animais, melhorando o mundo em que vivemos ao mesmo tempo que cuida da sua beleza.

Os primeiros capítulos trazem informações que vão ajudar você a se instruir e a se preparar. Elas são toda a base necessária para o preparo das receitas.

- **Capítulo 1:** Nele passarei detalhes do que significa ser vegano, como estratégias que auxiliam na transição para esse estilo de vida. Explicarei também a diferença entre itens veganos e itens sem crueldade animal. Você verá como é importante usar somente produtos não testados em animais, sem ingredientes ou quaisquer subprodutos de origem animal.

- **Capítulo 2:** Apresentarei os diversos benefícios de preparar cosméticos e maquiagens veganos para uso próprio, além dos riscos de algumas toxinas comumente presentes em cosméticos e produtos dermatológicos industrializados. Ensinarei como evitá-los. Você vai descobrir que fazer cosméticos caseiros não só ajuda a economizar dinheiro, mas faz bem ao planeta e à alma. Vou mostrar os impactos positivos da vida vegana no bem-estar animal e como o preparo de cosméticos caseiros pode ser, sim, pura diversão! Também darei dicas de como abrir espaço para os novos cosméticos.

- **Capítulo 3:** Vamos conhecer os ingredientes e materiais necessários para o preparo das receitas. Passarei também recomendações para conservação e dicas de segurança a fim de que você preserve seus cosméticos o máximo de tempo possível.

A partir deste capítulo, apresento dezenas de receitas veganas e sem glúten das principais categorias de cosméticos: produtos para banho, cuidados com os cabelos e a pele do rosto e do corpo, além de maquiagem e itens de higiene, como pasta de dente e desodorante.

- **Capítulo 4:** Produtos para cuidar da pele do rosto.
- **Capítulo 5:** Produtos para tratar bem o seu corpo.
- **Capítulo 6:** Produtos para deixar o cabelo sempre incrível.
- **Capítulo 7:** Maquiagens para você ficar naturalmente linda.
- **Capítulo 8:** Produtos de higiene essenciais para todo mundo.

Em cada receita há um passo a passo com instruções que vão ajudar a despertar sua beleza de maneira natural. Todas elas trazem também informações úteis e interessantes. Fique de olho nessas categorias:

Dica: tudo que você precisa saber em relação à receita, usos alternativos de algum ingrediente ou da fórmula, ou um conselho útil.

★ **Estrela da receita:** os benefícios de determinado ingrediente para rosto, cabelo, pele e bem-estar de uma forma geral.

Atenção: uma observação pedindo cautela com determinado ingrediente.

Você sabia?: fatos e informações interessantes sobre determinado ingrediente ou processo corporal.

Legendas

Partiu botar a mão na massa? Mas espere! Antes de começar, verifique estes símbolos. Eles aparecem nas receitas do livro e indicam quais são adequadas para o seu tipo de pele ou cabelo.

Ideal para:

- ♥ Todos os tipos de pele/cabelo
- ● Pele/Cabelo normal
- ◐ Pele mista
- ♦ Pele oleosa e com tendência a acne/cabelo oleoso
- ▲ Pele/cabelo seco
- ✳ Cabelo com caspa
- ≈ Cabelo quebradiço e danificado
- ◆ Pele sensível
- ▦ Pele madura

VEGANISMO BÁSICO

Vegetariano vs. vegano

Os vegetarianos não comem carne vermelha nem porco, aves ou peixes. Os veganos, grupo no qual me incluo, vão além: não consumimos nenhum produto ou subproduto de origem animal. Ou seja, assim como o vegetariano, o vegano não consome carne vermelha, nem porco, aves ou peixes e além disso se abstém de ovos, laticínios, mel, couro, peles, seda e lã. Por não incluir nada de origem animal em sua rotina, o estilo de vida vegano não causa sofrimento animal.

Segundo um mito bastante difundido, os veganos só se alimentam de soja e salada, o que está longe de ser verdade. Na verdade, nós comemos tudo que os não veganos comem menos produtos e subprodutos de origem animal. Acredite: eu ainda como massas, burrito, pizza, sushi, hambúrguer, mexidinhos, sorvete, bolo e muito mais. A diferença é que nada disso leva carne, suco de vaca nem menstruação de galinha. Epa, eu disse a verdade nua e crua? É, disse.

Uma alimentação à base de vegetais é o que há! E se você ainda tem uma queda por frango, carne bovina e até mesmo por caranguejo, saiba que já existem boas alternativas veganas. Bateu vontade de comer um queijinho? Experimente queijos vegetais, com 0% de leite animal. Há várias receitas no meu blog e em outros sites especializados.

Filmes para aprender sobre o veganismo

Para saber mais sobre a importância de aderir ao veganismo, veja esses filmes importantes e informativos:

- A enseada (The Cove)
- Cowspiracy – O segredo da sustentabilidade (Cowspiracy)
- Terráqueos (Earthlings)
- Fat, Sick Inc. & Nearly Dead
- Food, Inc.
- Food Matters
- Forks over Knives (será que você vai me reconhecer ao fim do filme?)
- Hungry for Change
- Peaceable Kingdom
- Super Size Me – A dieta do palhaço (Super Size Me)
- Vegucated

Muita gente tem aderido ao veganismo... pra valer

O veganismo está crescendo. Cada vez mais pessoas têm descoberto a ligação entre o consumo de carne e os efeitos negativos na saúde. Também há a preocupação com o bem-estar animal e o impacto ambiental da indústria da carne. De acordo com uma pesquisa realizada em 2012 pela Harris Interactive, encomendada pelo Vegetarian Resource Group, as pessoas que praticam uma alimentação à base de vegetais compõem um segmento significativo da população. Dos aproximadamente 240 milhões de adultos dos Estados Unidos com idade a partir de 18 anos, 8 milhões já aderiram ao vegetarianismo, conscientizando-se e compadecendo-se, sendo que 1 milhão deles são veganos.

Os canadenses são ainda mais entusiastas da alimentação sem carne. Segundo um levantamento de 2015 encomendado pela Vancouver Humane Society, 33% dos canadenses (quase 12 milhões de pessoas) optaram pelo não sofrimento dos animais. Nesse cenário, 8% dos entrevistados se identificaram como vegetarianos ou vegetarianos na maioria das vezes, enquanto os 25% restantes estão em um esforço consciente para diminuir o consumo de carne.

> Pensando em se tornar vegetariano ou vegano? O PETA (www.peta.org) fornece gratuitamente um kit para o vegano iniciante. No Brasil, é possível encontrar muitas informações relevantes no site da Sociedade Vegetariana Brasileira (www.svb.org.br).

Farm Sanctuary

Fundada em 1986, a Farm Sanctuary tem como missão ajudar a proteger animais — vacas, porcos, galinhas e cabras — do sistema industrial agropecuário. Atualmente, trabalha para divulgar a causa, acabar com práticas cruéis, resgatar e abrigar animais em Watkins Glen, no estado de Nova York, em Orlando e Los Angeles, ambas no estado da Califórnia. Como o pessoal da Farm Sanctuary gosta de dizer: os animais não são comida, são nossos amigos.
Não deixe de conferir o site www.farmsanctuary.org [em inglês].

Por que acredito na cosmética vegana caseira

Quantas vezes você já ouviu que somos o que comemos? Mas você sabia que o que *passamos* no corpo é tão importante quanto o que *ingerimos*? A pele, o maior órgão do corpo, absorve até 60% de tudo o que se passa nela. Tento não usar nela nada que eu não leve à boca, então quase tudo que aplico é vegano, orgânico e muito saudável.

Com meus cosméticos caseiros de produção própria, sei exatamente o que estou passando no rosto, no corpo e no cabelo. Uso óleos de coco e amêndoas doces para hidratação, faço esfoliação da pele e dos lábios com açúcar mascavo e óleo de coco. Aplico no rosto o vapor de uma chaleira fumegante com chá de ervas frescas. Adiciono leites vegetais e sais naturais no banho de banheira.

Quem compra a maioria dos cosméticos industrializados disponíveis no mercado acaba pagando por produtos supervalorizados, caros e repletos de aditivos químicos. Além disso, vários deles contêm toxinas nocivas e perigosas que já foram testadas em animais inocentes.

Toxinas presentes em cosméticos e maquiagens

Parece difícil de acreditar, mas os fabricantes de cosméticos podem fazer o que bem entendem. Eles conseguem usar praticamente qualquer ingrediente ou matéria-prima na fabricação dos produtos, com exceção de alguns corantes e substâncias proibidas.

Você já viu essa lista enorme em seus produtos de higiene e de beleza. Mas sabia que existem mais de 82.000 ingredientes, dos quais 1 em cada 8 são pesticidas, carcinogênicos e tóxicos para os sistemas reprodutor e hormonal? E tem mais: alguns itens contêm plastificantes, aditivos usados para deixar o concreto mole e facilitar sua aplicação; desengraxantes, utilizados em oficinas mecânicas para a limpeza de peças automotivas; e tensoativos, que ajudam a diminuir a tensão superficial das tintas. Agora pense no efeito dessas químicas na sua pele e no planeta.

Muitas marcas famosas usam produtos químicos terríveis, por exemplo, hidroxibutilanisol (BHA), hidroxitolueno butilado (BHT), dietanolamina (DEA), petróleo, siloxanos, formaldeído e lauril éter sulfato de sódio. Algumas dessas substâncias são comprovadamente cancerígenas ou estão sob essa suspeita; outras interferem nas funções cerebrais, reprodutivas e endócrinas. Quem as utiliza está colocando a saúde em risco. É por isso que sou aficionada por fazer meus próprios cosméticos caseiros, e quero ensinar todo mundo a fazer o mesmo.

Os rótulos também escondem o jogo

Nem todos os rótulos são iguais. A legislação federal americana permite que os fabricantes omitam várias substâncias neles. É assustador, mas essa lista inclui nanomateriais, uma categoria de ingredientes considerados segredos industriais que também são muito usados como componentes de perfumes. Mais de quinhentos produtos vendidos nos Estados Unidos contêm ingredientes que já foram proibidos para aplicação em cosméticos no Canadá, no Japão e na União Europeia.

No Brasil, a regulamentação dos cosméticos e as normas de rotulagem é feita pela Agência Nacional de Vigilância Sanitária (Anvisa). Mesmo assim, além de nem todas as substâncias presentes nos produtos estarem descritas nos rótulos, as embalagens também não citam a quantidade. Nos cosméticos brasileiros é possível encontrar substâncias tóxicas, como chumbo, manganês e alumínio.

Testar com animais é cruel, desnecessário e impreciso

Neste mundo progressista em que vivemos, dá até para pensar que os testes em animais são uma coisa do passado. Contudo, infelizmente, não é bem assim.

Nos Estados Unidos, é alto o percentual de animais empregados em testes que não são protegidos pela Animal Welfare Act (lei de bem-estar animal norte-americana).

Faz parte da rotina de pesquisadores e cientistas da indústria de cosméticos submeter camundongos, ratos, coelhos e porquinhos-da-índia a maus-tratos antes de os produtos entrarem no mercado. Infelizmente, a prática de testes com animais é comum no desenvolvimento desses itens. Segundo a Humane Society dos Estados Unidos, incluem-se as seguintes atividades:

- **Testes de irritação na pele e nos olhos:** substâncias são esfregadas na pele raspada do animal ou são pingadas nos olhos de coelhinhos presos, sem direito a anestesia.
- **Estudos com duração de semanas ou meses envolvendo alimentação forçada:** nesses testes, os animais são obrigados a ingerir determinada substância para que os pesquisadores verifiquem se ficaram doentes ou se a substância causou algum risco específico, como câncer ou defeitos congênitos.
- **Testes de "doses letais":** neles, os animais são forçados a ingerir grandes quantidades de determinada substância a fim de que se estabeleça a dosagem causadora de morte. Embora amplamente condenadas pela sociedade, essas práticas continuam a acontecer.

> Todo mundo quer melhorar a aparência e se sentir bem mas não às custas do sofrimento de animais inocentes.

Ao final dos testes, os animais são mortos. Os métodos mais comuns envolvem asfixia, quebra do pescoço ou decapitação. E tudo isso sem anestesia ou sedação. Apavorante, não?

Testes com animais e a lei

A legislação americana não obriga o fabricante a realizar testes com animais. Nem a agência reguladora (Food and Drug Administration, FDA) nem a comissão que monitora a segurança do consumidor no país exigem que as empresas testem cosméticos e produtos de uso doméstico em animais. Inclusive, o FDA incentiva alternativas aos testes com animais. No site www.fda.gov, na seção sobre testes de cosméticos em seres vivos, a agência faz a seguinte declaração: "O FDA apoia o desenvolvimento e o uso de alternativas aos testes com animais, bem como a adesão a métodos sem sofrimento animal para avaliar a segurança de cosméticos. Seguiremos sendo os maiores defensores de metodologias

> A comercialização de produtos testados em animais, ou que contenham algum ingrediente testado em animais, é proibida nos países que fazem parte da União Europeia desde 2013. No Brasil, há um órgão do Ministério da Ciência e Tecnologia para controlar e fiscalizar a prática, o Conselho Nacional de Controle de Experimentação Animal (CONCEA). A pressão da sociedade para acabar com esse tipo de teste é cada vez maior e, acompanhando essa tendência, práticas desse tipo já são proibidas nos estados de Mato Grosso do Sul, Pará, Paraná e São Paulo.

que visem ao aprimoramento, à redução e à substituição de testes com animais por métodos que não os empreguem".

Por outro lado, há países que exigem esses testes. Por exemplo, por força da lei, todos os cosméticos importados pela China (e muitos dos produtos produzidos ali) devem ser testados em animais antes de entrar no mercado. Se um fabricante de qualquer parte do mundo quiser vender cosméticos veganos e não testados em animais na China, as mercadorias perderão esses atributos, pois terão que ser testadas em bichos para atender à legislação do país.

Por que empresas inescrupulosas ainda realizam testes em animais

Há duas motivações diferentes nesse caso. Às vezes os fabricantes optam por desenvolver ou usar ingredientes novos ainda não testados em seus produtos. Eles realizam experiências com animais por acreditarem que os resultados vão provar que os produtos são seguros para uso e consumo humano. Outros fazem esses testes a fim de ostentar as propriedades exclusivas de determinados ingredientes – e, para isso, precisam de dados que corroborem tais promessas.

No entanto, nada disso faz sentido. Além de não serem confiáveis, os procedimentos não são eficazes. Afinal, testam produtos para consumo humano em animais. De acordo com a Humane Society (http://www.hsi.org/portuguese/) , essas avaliações não garantem a segurança de determinado produto. Os resultados são variáveis e de difícil interpretação, ou seja, no fim das contas, não se aplicam a seres humanos. Os animais são mortos, desfigurados e torturados em nome de descobertas que não contribuem para a segurança dos cosméticos. Mas, infelizmente, enquanto houver demanda por cosméticos e maquiagem industrializados os fabricantes continuarão realizando esse tipo de teste.

Alternativas para testes com animais existem

Mas espere! Ainda há esperança! Testes sem animais podem ser — e são — realizados por fabricantes que querem oferecer produtos sem sofrimento animal. Essas alternativas aliam estudos em células humanas a sofisticados modelos computadorizados, permitindo obter resultados relevantes ao organismo humano em questão de horas ou dias. Além de acelerarem consideravelmente o processo de testes, poupam os animais de um terrível destino.

Essas opções certamente são bem melhores do que infligir, por meses e até anos, dor e sofrimento em criaturas inocentes para, no final, matá-las de forma cruel.

Entre na luta contra o sofrimento animal

Sim, sua participação faz diferença! Assine o abaixo-assinado contra o sofrimento animal, fruto de uma campanha mundial promovida pela Humane Society International e parceiros do mundo todo. Seu objetivo é acabar com os maus-tratos impostos a esses seres pela indústria cosmética.
Visite http://www.hsi.org/portuguese/issues/cosmetic_product_testing/libertesedacrueldade/libertesedacrueldade.html para ter acesso a notícias, vídeos e informações, e compartilhe esta mensagem nas redes sociais.

Produtos não testados em animais (cruelty-free) vs. produtos veganos

Vamos esclarecer a diferença entre produtos não testados em animais — os chamados cruelty-free, ou livres de crueldade animal — e itens veganos. Primeiro, é preciso entender o significado desses termos no universo dos cosméticos, e por que nem sempre eles são intercambiáveis.

Resumindo: nem todo produto não testado em animais é vegano. Da mesma forma, itens acidentalmente veganos (veja quadro à direita) nem sempre são do tipo não testado em animais (cruelty-free). Isso porque os cruelty-free (e seus ingredientes) não são testados em animais, enquanto os veganos não contêm nada de origem animal. Torço para que, um dia, o rótulo cruelty-free designe mesmo produtos sem sofrimento animal, ou seja: que não sejam testados neles nem contenham subprodutos de origem animal.

> ## O que é um produto acidentalmente vegano?
>
> Se alguém se propõe a preparar um cosmético vegano, infere-se que o produto não deve causar sofrimento animal. No entanto, há itens que são veganos por acaso, que não foram concebidos com esse propósito. Na verdade, eles só não têm nenhum ingrediente de origem animal na composição, o que por si só não garante que não tenham sido testados em animais.

O que realmente são os produtos de origem animal

Além de causarem enorme sofrimento, os produtos de origem animal são um nojo! Veja abaixo alguns exemplos de componentes nojentos que podem estar nos seus cosméticos disfarçados sob nomes mais bonitos:

- Alantoína (urina bovina).
- Almíscar (secreção anal do felino civeta).
- Âmbar-gris (vômito de baleia).
- Carmim, ou cochonilha (insetos esmagados).
- Castóreo (composto segregado das glândulas odoríferas do castor).
- Cera e mel de abelha (vômito de abelha).
- Colágeno (ossos, tendões ou placenta).
- Elastina (ligamentos de pescoço e aorta bovinos).
- Esqualeno (óleo de fígado de tubarão).
- Lanolina (gordura de lã).
- Sebo (gordura animal).

Eca, que nojo! Não sou fã da ideia de usar maquiagem com xixi, não. Estou certa ou errada? Toxinas, sofrimento animal e subprodutos desses seres são motivos suficientes para tomarmos as rédeas dos nossos cosméticos e passar a produzi-los em casa.

> ## Dever de casa
>
> Há uma lista compriiiiida de ingredientes que podem ser de origem animal usados em cosméticos, alimentos e outros produtos. Eles se disfarçam com vários nomes diferentes. Se você quer entender melhor os termos usados pela indústria, visite os sites www.peta.org e www.pea.org.br e consulte a lista de itens animais.

Uma solução: comprar produtos que não foram testados em animais

A Peta também oferece excelentes opções de compras dentro da filosofia cruelty-free. No site da organização há uma lista de empresas que não realizam testes em animais. O site do Projeto Esperança Animal (PEA) tem uma lista semelhante que também inclui marcas brasileiras.

Quando for comprar algo, fique de olho no selo cruelty-free ou nos dizeres "Produto não testado em animais" nos rótulos. Caso tenha dúvidas se um item é ou não testado em animais, faça as seguintes perguntas ao produtor por e-mail ou telefone:

1. A sua empresa ou fabricante realiza testes em animais?
2. Há testes em animais sendo feitos por terceiros para a sua empresa?
3. Sua companhia usa ingredientes obtidos de fornecedores que testam produtos dessa forma?
4. Seu negócio comercializa produtos na China ou em outro país que exija testes com animais?

Conheça a história da empresa antes de comprar dela

Informação importante: muitas vezes empresas veganas e de filosofia cruelty-free pertencem a grupos que, por sua vez, realizam testes em animais. Ui. Pois é… Precisamos estar atentos a várias coisas! Um exemplo é a marca americana Urban Decay. Ela é uma marca que segue a filosofia cruelty-free, mas, em 2012, foi adquirida pela L'Oréal, mega-grupo empresarial que realiza testes em animais nos países onde a prática é exigida por lei (por exemplo, a China).

Fica a seu critério decidir se vale a pena apoiar essas empresas. Há quem diga o seguinte: comprar produtos de marcas cruelty-free que façam parte de grupos maiores praticantes de testes em animais é, em última análise, patrocinar tal atividade. Outros argumentam que consumir itens de marcas cruelty-free sinaliza aos grupos empresariais e à indústria cosmética em geral que há uma demanda crescente por produtos sem sofrimento animal.

A escolha é sua.

> **Não se martirize**
>
> O que quero dizer é que você não precisa se culpar caso compre determinado produto de rótulo cruelty-free apenas para conhecê-lo e depois descobrir que ele tem ingredientes de origem animal. Ninguém é perfeito. Assim como você, eu também estou sempre aprendendo. E sejamos francos: alguns ingredientes são tão ambíguos (com nomes químicos de 14 sílabas) que é quase impossível saber exatamente o que estamos adquirindo. É por isso que fazer os produtos em casa ajuda a desanuviar essa confusão. No capítulo 2 trago mais motivos para você se animar a arregaçar as mangas e preparar os seus próprios cosméticos caseiros veganos.

Capítulo 2

VANTAGENS DOS COSMÉTICOS CASEIROS

Neste capítulo apresento sete benefícios fantásticos para você abandonar os produtos de beleza e higiene convencionais e entrar na onda dos cosméticos caseiros à moda vegana. Além de manter distância do lixo tóxico contido nos itens industrializados, você também estará contribuindo para proteger os coelhinhos, melhorar o bem-estar de todas as criaturas peludas e ainda vai economizar um bom dinheiro e se divertir muito!

Adeus, lixo! Vem com tudo, beleza natural!

Gente, é o seguinte: todos os dias, a maioria das mulheres usa uma dezena de produtos que podem conter centenas de ingredientes diferentes. Destes, vários têm ftalatos (plastificantes), parabenos (conservantes) e fragrâncias artificiais. É realmente difícil evitá-los. De acordo com o Environmental Working Group (EWG), entidade americana que é referência em segurança de ingredientes e produtos para o grande público, a maioria dos cosméticos industriais possui substâncias químicas, muitas delas tóxicas. Tem alguém aí já sentindo palpitação?

Os vilões

Quer cair na real? Vá ao banheiro. Agora. (Eu espero.) Pegue alguns produtos que você usa regularmente e verifique se nos rótulos deles há as seguintes nojeiras:

- **BHA e BHT:** Segundo o Programa Nacional de Toxicologia, gerenciado pelo Instituto Nacional de Saúde dos Estados Unidos, "há uma suspeita fundamentada de que o BHA cause câncer em seres humanos". Assustador! Ele também é um disruptor endócrino. O BHT se assemelha ao BHA, causando problemas parecidos.

- **Chumbo:** Tóxica para o sistema nervoso, essa substância é encontrada em colorações para cabelos grisalhos e algumas tinturas pretas. E não pense que se limita a ficar na cabeça. O chumbo das tinturas pretas é perigoso porque pode aderir a superfícies, oferecendo risco de ingestão por crianças.

- **Corantes de alcatrão:** Já banidos da Europa e do Canadá, vários deles ainda são permitidos para uso pela indústria cosmética em outros países, e estão presentes principalmente em coloração de cabelo. Tais substâncias, subproduto do processamento de carvão, são carcinogênicas, segundo o Programa Nacional de Toxicologia dos Estados Unidos.

- **Dibutilftalato (DBP):** Plastificante e componente de perfumes, o DBP é disruptor endócrino e tóxico para o sistema reprodutivo.

- **Dietanolamina (DEA) e trietanolamina (TEA):** Quando essas substâncias de ação espumante reagem com outros ingredientes presentes em cosméticos, criam compostos chamados de nitrosaminas, que podem causar câncer de fígado, estômago, bexiga e esôfago.

- **Dimetilol dimetil-hidantoína e imidazolidinil ureia:** Esses conservantes de ação antimicrobiana são alérgenos conhecidos. Eles liberam formaldeído (veja a seguir), que ajuda a conservar os cosméticos industrializados.

- **Formaldeído:** Conservante potente encontrado em xampus, condicionadores, itens para alisamento de cabelo, hidratantes para a pele e esmaltes, o formaldeído é cancerígeno, alérgeno e irritante. Gente, formol é usado para embalsamar cadáver. E como cheira mal!

- **Ftalatos (DBP):** Essas substâncias fazem com que os produtos penetrem na pele com mais facilidade. Também são ingredientes comuns em esmaltes (um perigo para gestantes, pois os ftalatos estão ligados a problemas no desenvolvimento de bebês), em perfumes e produtos com fragrância listada nos ingredientes. Algumas pesquisas têm encontrado uma correlação entre ftalatos e asma, diabetes tipo 2, câncer de mama e redução da fertilidade masculina. Além disso, estão relacionados a distúrbios de comportamento em crianças.

- **Hidroquinona:** Produto que clareia a pele, muito usado em cremes com esse fim e para amenizar as olheiras. Também é muito empregado no tratamento de hiperpigmentação, cicatrizes de acne, manchas por exposição ao sol e outros casos de descoloração. A hidroquinona pode causar uma doença de pele chamada ocronose, capaz de criar manchas roxas e escuras na pele. Nos piores casos, elas ficam pretas e se tornam permanentes. Não é um pesadelo?

- **Lauril éter sulfato de sódio e laureth sulfato de sódio:** Essas substâncias espumantes, muito comuns na indústria, são também cancerígenas e irritantes para a pele. É comum causarem sintomas de TPM (ai, não!) e diminuição da fertilidade masculina. Também estão correlacionadas ao câncer de mama. Alguns fabricantes "naturais" disfarçam essas coisas horríveis alegando que são "derivadas de coco", mas não caia nessa balela.

- **Metilisotiazolinona (MI):** Considerado um conservante "seguro" e uma alternativa aos parabenos, esse item causa irritação e alergia na pele. Segundo pesquisas, a neurotoxina está ligada a lesões nos nervos e em células do cérebro.

- **Nanopartículas:** Essas partículas incrivelmente minúsculas, muito usadas em sprays e talcos, podem penetrar nos pulmões e na corrente sanguínea, contaminando o organismo. Apesar de ser um sistema eficaz e assustador de liberação de toxinas, são poucos os testes com nanopartículas já realizados. E isso não é nem um pouco surpreendente, já que os fabricantes de cosméticos não têm a obrigação de informar quais são as nanopartículas presentes nos produtos.

- **Oxibenzona:** De acordo com o U.S. Centers for Disease Control and Prevention (CDC), agência americana de controle e prevenção de doenças, essa toxina encontrada em protetores solares está presente no organismo de quase toda a população. Segundo pesquisas, a oxibenzona causa irritação, alergias e disrupção do sistema hormonal. E sabe o que é mais assustador? Ela está relacionada a diferenças de peso entre recém-nascidos. As gestantes que apresentavam maior concentração de oxibenzona no organismo deram à luz meninas com peso menor e meninos com peso acima da média.

- **Parabenos:** Conservantes de propriedades semelhantes às do estrogênio — incluindo propilparabeno, isopropilparabeno, butilparabeno e isobutilparabeno — podem ser encontrados na maioria dos cosméticos e produtos dermatológicos industrializados. Sua função é prorrogar a validade dos itens, impedindo a proliferação de bactérias. Infelizmente essas substâncias cancerígenas também causam disrupção no sistema endócrino, além de transtornos reprodutivos e de desenvolvimento em crianças. Segundo o CDC, praticamente todos os americanos apresentam parabenos no organismo.

- **Perfume (fragrância):** Um estudo realizado pelo EWG e pela Campaign for Safe Cosmetics encontrou, em média, 14 substâncias químicas em 17 produtos com fragrância — e nenhuma delas havia sido indicada no rótulo. A legislação federal americana não exige que os fabricantes as indiquem porque elas são patenteadas. Não é péssimo? As fragrâncias, que aparecem em quase tudo — de cremes faciais a xampus —, podem conter disruptores hormonais e alérgenos da pior espécie. Algumas substâncias de fragrâncias são reconhecidamente cancerígenas ou tóxicas para o sistema nervoso. É por isso que aposto na pureza dos óleos essenciais naturais para perfumar meus cosméticos caseiros.

- **Propilenoglicol e polietilenoglicol (PEG):** Aditivos comuns em condicionadores e produtos de limpeza. E sabe o que mais? São feitos da mesma substância usada na fabricação de anticongelante veicular. Eca! Há ligação desses compostos com casos de lesão no fígado, nos rins e no cérebro. E ainda por cima há a suspeita de que sejam cancerígenos. Jamais poderiam estar em cosméticos, mas estão, sim.

- **Resorcina:** Muito usada em tinturas e descolorantes de cabelo, essa substância irrita a pele, é tóxica para a imunidade e ainda causa alergia. A legislação federal americana regula o limite de exposição a essas substâncias químicas aos trabalhadores da indústria, contudo os fabricantes de cosméticos e produtos de beleza podem adicioná-los a seus produtos como bem entenderem.

- **Siloxanos:** Ingredientes usados para conferir toque suave e aveludado aos cosméticos. Presentes em revestimentos de para-brisa e edifícios, bem como em lubrificantes, são disruptores endócrinos e tóxicos para o sistema reprodutivo. Eu dispenso!

- **Subprodutos do petróleo:** Muito usados em rímeis, essa categoria de ingredientes inclui butilenoglicol; dipropilenoglicol; di, tri e ácido etilenodiamino tetra-acético (EDTA); óleo mineral; parafina; petrolato; polibutileno; polietileno e triclosano. Tais substâncias interferem no funcionamento natural da pele, entopem nossos poros (ou seja: causam as indesejáveis espinhas!), geram dermatite de contato e podem ser contaminadas por compostos cancerígenos ligados a casos de câncer de mama.

- **Triclosano e triclocarban:** O triclosano é muito usado em sabonetes líquidos, e o triclocarban, na versão em barra. Pesticidas antimicrobianos, ambos são bastante tóxicos para oceanos, lagoas e rios, assim como todas as formas de vida que habitam esses ambientes. O triclosano também interfere na função da tireoide e bagunça os hormônios reprodutivos. Os sabonetes antibacterianos levam as bactérias a se tornarem resistentes e — surpresa! — ninguém precisa deles para combater micróbios. De acordo com a American Academy of Microbiology, aplicar sabonete comum e água é igualmente eficaz na remoção de bactérias da pele e na prevenção de infecções.

Redobre a atenção com produtos americanos

A legislação americana não obriga os fabricantes de cosméticos a testarem a segurança de seus produtos, ou seja, eles acabam usando qualquer substância química que desejam, não importa se há dúvidas sobre sua segurança. O FDA proíbe ou restringe a utilização de apenas 11 ingredientes na fabricação de cosméticos. Agora, compare essa listinha àquela com mais de 1.300 itens proibidos para esse tipo de produto estipulada pela União Europeia, pelo Canadá e pela Anvisa. Como a regulamentação da indústria cosmética americana é muito frouxa, é importante que os consumidores fiquem atentos. Nem sempre um produto vendido como natural é isento de aditivos químicos.

Verifique o rótulo

Isso tudo assusta, eu sei. Mas a única maneira de estar no controle e de conhecer a qualidade do que se usa é lendo o rótulo de absolutamente tudo. Quando analisar a listagem de ingredientes, procure o selo "Produto Orgânico", ou por outros selos de certificadores oficiais, a fim de se assegurar de que está consumindo algo com componentes orgânicos de verdade. Procure se informar e consulte os fabricantes caso tenha dúvidas e preocupações sobre determinado produto.

Uma maneira prática de verificar se os ingredientes presentes em um cosmético industrializado são seguros é consultar o projeto Skin Deep, do EWG. Embora a maioria das marcas cadastradas seja americana, também é possível fazer a busca por ingrediente, que recebem uma nota de acordo com a toxicidade. Para começar a usar a ferramenta, basta acessar o site: www.ewg.org/skindeep [em inglês].

Sete motivos para aderir à cosmética natural vegana

Você até pode passar o dia todo lendo rótulos na missão de encontrar cosméticos saudáveis. Outra solução, no entanto, é abrir mão dos produtos industrializados de uma vez por todas, dar adeus aos ingredientes artificiais nocivos e mergulhar de cabeça na confecção de cosméticos caseiros, apostando em manteigas, ceras e óleos vegetais, além de ervas, frutas e hortaliças. E, caso precise de mais um incentivo, dou sete motivos para você se animar a fazer minhas receitinhas caseiras.

Motivo nº 1: Nenhum coelhinho sai machucado!

Se você está lendo este livro, posso pressupor que gosta de animais. Pois, ao aderir a uma rotina de beleza sem sofrimento animal, vai contribuir para a redução da demanda por cosméticos convencionais. Assim, a quantidade de vítimas dos testes com animais diminui. Ou seja, fabricar cosméticos caseiros e comprar produtos de empresas que não testam em animais é uma forma de usar o poder de compra para o bem. E, desse modo, crescerá a demanda por produtos sem sofrimento animal.

Embora já existam várias marcas de beleza aderindo à causa (Amém! Aleluia!), ainda há aquelas que não entraram na onda. Portanto, é necessário ler rótulos, buscar informações sobre as empresas e procurar selos que indiquem que o produto é "vegano" e "cruelty-free" nas embalagens.

Motivo nº 2: A Mãe Natureza agradece.

Se os cosméticos caseiros se mostram gentis para a pele, são melhores ainda para o nosso frágil planeta. A Mãe Natureza também precisa de ajuda, pessoal! Nenhuma receita caseira deste livro traz aqueles ingredientes nocivos usados pela indústria e que acabam poluindo lençóis freáticos, rios, lagos e oceanos. Você ainda pode usar as sobras de ingredientes, como frutas, hortaliças e óleos vegetais, em saladas e vitaminas. E mesmo que estraguem, é possível aproveitá-los a fim de produzir adubo orgânico. O jardim vai agradecer pelos nutrientes.

Como os materiais e embalagens podem ser reutilizados, você contribuirá também para gerar menos lixo. Não há desperdício de embalagens nem uso de materiais não recicláveis. Confeccionar cosméticos caseiros faz bem para a nossa saúde e para a da Terra, sem esgotar os preciosos recursos de nosso pequeno planeta azul.

Motivo nº 3: Economia!

É impressionante o que se pode fazer com os ingredientes simples que temos na cozinha. Não precisa pagar caro para ter esfoliantes corporais, máscaras faciais e protetores labiais, quando é possível criar isso tudo em casa, com investimento bem baixo. Os cosméticos veganos caseiros fazem bem também para o bolso. E todo mundo que conheço, e me incluo nesse grupo, está sempre em busca de maneiras de realizar cada vez mais com menos.

Ao tomar as rédeas dos produtos que usa em seus cuidados estéticos e fazer seus cosméticos caseiros, você verá que eles são mais potentes e eficazes que os industrializados. Isso porque não contêm aditivos nem conservantes de má qualidade.

Motivo nº 4: Você já tem vários ingredientes em casa.

Fazer cosméticos em casa vai se mostrar mais barato do que comprar versões industrializadas. Uma das razões para tanta economia é que vários dos ingredientes destes cosméticos já estão na sua despensa e geladeira. Veja alguns exemplos:

- Você tem banana em casa, não? Sabia que a fruta rende uma excelente máscara facial, ideal para hidratar peles secas? Basta amassar e aplicar!

- Adora fazer comida com óleo de coco? Você também pode usar essa delícia como máscara capilar, creme de barbear, hidratante, removedor de maquiagem e brilho labial.

- Tem abacate dando sopa? Quando faço guacamole, sempre sobra um pouco. Mas não precisa desperdiçar! A polpa amassada pode ser empregada como uma máscara super-hidratante para o cabelo ou rosto.

> **Menos é mais**
> Eis uma regra geral que se aplica a produtos de beleza e também a comida: rótulos com uma lista de ingredientes muito extensa devem ser encarados com atenção. Alimentos integrais (comida de verdade, pouco processada) e cosméticos realmente naturais costumam ser simples de fazer, contendo poucos ingredientes.

Esses são apenas alguns dos usos para frutas, hortaliças e outros ingredientes na produção de cosméticos caseiros. Nas receitas do livro apresento várias ideias de produtos com mais de uma aplicação.

Motivo nº 5: Com orgânicos, sua saúde agradece.

Como usamos ingredientes alimentícios nas receitas de cosméticos, é importante estar atento às opções orgânicas. Ainda não entende toda a badalação em tornos desses alimentos? Eu explico.

O termo "orgânico" se refere ao modo de cultivo e beneficiamento dos alimentos e matérias-primas. Nos Estados Unidos os produtos com esse selo têm regulamentação do programa de orgânicos, vinculado ao Departamento Nacional de Agricultura (USDA). O Canadá e a Europa têm suas agências verificadoras com normas semelhantes, mas que não são exatamente as mesmas. Nos Estados Unidos, se um item recebe o selo de certificação orgânica, significa que 95% ou mais dos ingredientes de sua composição foram fabricados segundo métodos orgânicos. Isso quer dizer que não foram usados hormônios prejudiciais nem

> Os alimentos orgânicos tendem a ser mais caros. Contudo, seus benefícios de longo prazo não têm preço. Confie em mim.

produtos químicos, como pesticidas, fungicidas, herbicidas e inseticidas. No Brasil o selo de produtos orgânicos é conferido pelo Ministério da Agricultura, Pecuária e Abastecimento (MAPA).

As práticas de cultivo orgânico também são bem melhores para o meio ambiente. Nelas, respeita-se o planeta pelo estímulo à preservação da água e do solo, reduzindo ainda a poluição. Atividades comuns de agricultura orgânica, como rotação de culturas, controle natural de pragas e emprego de esterco e adubo orgânico em vez de fertilizantes químicos, fazem dos alimentos resultantes uma opção melhor e mais saudável. Eles são repletos de vitaminas, minerais, enzimas e micronutrientes do "projeto" original da Mãe Natureza.

Motivo nº 6: Fazer cosméticos em casa é pura diversão!

Eu adoro brincar, confeccionar e fazer experiências com tudo (quem me segue nas redes sociais sabe). Não importa se é arte, roupa, comida, decoração para casa, bijuterias ou cosméticos — adoro tudo! É boa demais a sensação de derreter um pouquinho disso, amassar e juntar mais um bocadinho daquilo, salpicar outra belezura e… de repente… tcharã! Está pronto um tratamento — para rosto, corpo e cabelo — maravilhoso! E você acha que a diversão acaba por aqui? Nada disso!

Motivo nº 7: Presentear com cosméticos caseiros veganos é melhor ainda.

Depois que você começar a fazer seus cosméticos em casa, vai se animar para dá-los de presente. Não sei você, mas, para mim, não tem nada melhor que um presente artesanal. É o melhor tipo de regalo!

Além de fornecer cosméticos saudáveis e isentos de sofrimento animal aos seus queridos e queridas, os agradinhos vão deixá-los ainda mais lindos. E o melhor é que você vai animá-los a entrar nessa onda também. Pode até iniciar um movimento próprio de cosmética e maquiagem veganas!

E mais: dá para decorar as embalagens com flores, fitas, galhos e frutinhas. Fica lindo. Vai ser sucesso! Para ajudar você nessa tarefa, consulte meu guia sobre embalagens e rótulos para cosméticos caseiros na p. 191.

Abra espaço para o novo

Agora que você aprendeu o básico, fica aqui o meu convite para que veja quais cosméticos industrializados tem em casa. Leia os rótulos em busca das toxinas apresentadas anteriormente e comece a planejar como vai aderir à cosmética sem crueldade animal. Não se pressione a mudar da noite para o dia. Escolha um ritmo adequado para a sua vida e o seu bolso.

O mais importante é se divertir com as experiências. Reitero: brinque com os ingredientes. Deixe aflorar o seu lado de cientista maluco na hora de fazer as receitinhas! Como a maioria delas é altamente adaptável, é quase impossível errar. Ouça sua intuição e use o bom senso.

Então é isso, quero todo mundo preparado para se hidratar com óleo de amêndoas, esfoliar lábios e pele com açúcar mascavo e óleo de coco, além de sair radiante com cosméticos naturalmente perfumados. No capítulo a seguir, veja quais são os itens essenciais para começar sua produção.

VANTAGENS DOS COSMÉTICOS CASEIROS **23**

Capítulo 3

ITENS VEGANOS ESSENCIAIS

Uma das melhores partes de preparar cosméticos em casa é que provavelmente você já tem a maioria dos ingredientes e utensílios. Embora a lista de possibilidades seja quase infinita, destacarei neste capítulo os itens e equipamentos mais importantes para produzir as receitas do livro. Se sua ideia é adotar um estilo minimalista, verifique a tabela da p. 36. Nela, apresento o básico do básico para o início dos trabalhos – e, com o tempo, você pode ampliar a lista.

Utensílios e materiais

Sim, você já deve ter grande parte deles em casa, mas recomendo investir em utensílios novos para usar exclusivamente na produção dos cosméticos. Ninguém quer comer comida com gosto de creme facial, né?

- Balança culinária, idealmente com escala digital e botão de tara.
- Colheres medidoras (para ingredientes secos e líquidos).
- Conjunto de panela e tigela refratária para banho-maria.
- Copos medidores (para ingredientes secos e cremosos). Em geral, são vendidos em kits de 1 xícara, ½ xícara, ⅓ de xícara e ¼ de xícara.
- Fôrmas de silicone.
- Funil pequeno.
- Jarra medidora (para ingredientes líquidos) com bico e linhas marcadoras.
- Liquidificador ou processador pequeno.
- Moedor de temperos.
- Peneira fina.
- Pilão.
- Pipetas ou conta-gotas.
- Ralador (com apoio ou não).
- Recipientes para produtos finalizados: garrafas e potes de vidro com tampa, frascos de spray (vidro), potes com fechamento hermético e latinhas.
- Tábuas de corte.
- Tecido fino de algodão (fralda de pano ou voal).
- Tigelas.

Óleos carreadores

Os óleos carreadores — derivados de leguminosas, sementes e oleaginosas — também são conhecidos como óleos-base, ou óleos vegetais. Eles servem para diluir os óleos essenciais a fim de que possam ser "carreados" para a pele. Os carreadores contêm muitas vitaminas, minerais e ácidos graxos essenciais, que fazem maravilhas à tez. Na hora de comprá-los, dê preferência aos não refinados e prensados a frio. Há algumas exceções para essa regra, mas avisarei nos casos em que se pode usar óleos refinados ou parcialmente refinados sem problema.

Óleo de abacate: Esse óleo dourado e ultra-hidratante amacia a pele, sendo ótima opção para tratar eczemas e psoríase. É riquíssimo em vitaminas, aminoácidos e ácidos graxos. Por conter um fator de proteção solar (FPS) naturalmente, auxilia a pele contra os efeitos dos raios nocivos de sol. O óleo de abacate também funciona bem em todos os tipos de pele, sendo especialmente bom para as sensíveis, secas e maduras.

Óleo de amêndoas (pode usar refinado ou parcialmente refinado): Esse óleo divino contém ácidos graxos essenciais, além de vitaminas A e E. É semelhante ao sebo natural produzido pelo organismo, por isso penetra facilmente na pele e é excelente para amaciar pele e cabelo. Ajuda a aliviar áreas doloridas, ressecadas, inflamadas e com coceira. É bom para todos os tipos de pele, mas beneficia especialmente os pacientes com eczema.

Óleo de argan: Leve e de fácil absorção, contém tocoferóis (vitamina E), fenóis, caroteno, esqualeno (o esqualeno bom, de origem vegetal, não o de fígado de tubarão) e ácidos graxos. Graças a essa profusão de antioxidantes, é um poderoso antissinais e redutor de estrias. Além de funcionar bem quando usado puro, trata-se de uma excelente opção para adicionar a loções e cremes.

Óleo de coco (pode usar refinado): Esse óleo está em todas, e não sem razão! Protetor, rico em antioxidantes, antimicrobiano, hidratante e agraciado com FPS natural, é ótimo para todos os tipos de pele, mas, como seu índice comedogênico é 4 (veja na tabela da p. 30) e pode causar acne, não é recomendado para peles oleosas. De aroma adocicado e delicioso, o óleo de coco tem mil e uma utilidades. Gosto muito de usá-lo em protetores labiais, loções, cremes e produtos para cabelo. Saiba mais sobre suas maravilhas na p. 27.

Óleo de girassol (pode usar refinado): Mais que um rostinho bonito, o girassol produz um óleo facilmente absorvido e riquíssimo em ácidos graxos insaturados, incluindo o ácido oleico. Cheio de vitamina E, é supernutritivo. Também se trata de um excelente condicionador, sendo particularmente especial para peles secas, maduras e calejadas.

Óleo de jojoba: É conhecido como óleo, mas veja só: na verdade, é uma cera líquida (éster) que funciona de forma parecida com o óleo humano (também conhecido como sebo). Naturalmente antibiótico, antiviral, antifúngico, analgésico, anti-inflamatório e hipoalergênico, o óleo de jojoba contém vitamina E e os ácidos graxos essenciais ômega-6 e ômega-9. Funciona bem para todos os tipos de pele. De quebra, dura mais que a maioria dos óleos (até 3 anos). Descubra mais sobre ele na p. 28.

Óleo de rícino/mamona (pode usar refinado): Obtido através da prensagem das sementes de mamona, esse óleo forma uma barreira sobre a pele, ajudando a reter a umidade. É ótimo em loções e cremes protetores. Também se adapta a todos os tipos de pele, mas as sensíveis e com acne se beneficiam mais.

Óleo de rosa-mosqueta: Considerado um óleo seco, essa belezura é facilmente absorvida, sem deixar resíduos gordurosos na pele. Riquíssimo em ácidos graxos, é maravilhoso para amenizar cicatrizes, rugas e linhas finas de expressão. Hidratante poderoso, penetra imediatamente na pele, por isso adoro usá-lo em cremes, loções, óleos faciais e séruns. O ideal é guardá-lo na geladeira.

Óleo de semente de cânhamo: Não precisa se assustar. Não é óleo de maconha, e sua quantidade de tetra-hidrocanabinol (THC) não dá barato em ninguém. O óleo de semente de cânhamo é encorpado e muito nutritivo, rico em vitaminas, ácidos graxos essenciais ômega-3 e ômega-6, proteínas e muito mais. De cor verde-escura, seu aroma remete ao de castanhas. Por ser bem absorvido pela pele, é um bom hidratante. O óleo de semente de cânhamo também é anti-inflamatório e ajuda a estimular o crescimento celular. Eu o uso em cremes, loções, óleos faciais ou corporais, produtos para depilação, protetores labiais e tratamentos capilares. Funciona superbem em todos os tipos de pele, principalmente nas secas e maduras. O ideal é guardá-lo na geladeira.

Óleo de semente de damasco: Suave e hidratante, é de fácil absorção pela pele. Ideal para peles maduras, sensíveis e secas. Além de tudo, é versátil, podendo ser usado em cremes para corpo e rosto, loções, bálsamos, tratamentos labiais, xampus, condicionadores e sabonetes.

Azeite de oliva: Esse é campeão. O azeite de oliva tem aplicação em praticamente tudo: de cosméticos e séruns até óleos corporais e tratamentos capilares. E olha que nem falei das maravilhas na culinária! O melhor é que, como não é tão caro, dá para usar bastante. Ele confere excelentes propriedades hidratantes a todos os tipos de cosméticos caseiros. O azeite de oliva funciona bem para a maior parte dos tipos de pele, mas quem tem um perfil oleoso ou com acne deve evitá-lo.

Óleo de semente de uva (pode usar o parcialmente refinado): Por ser de fácil absorção, forma uma ótima base oleosa para cremes, loções e séruns. Como é naturalmente hipoalergênico, é boa opção para peles sensíveis. O óleo de semente de uva pode ser usado em todos os tipos de pele, sendo particularmente benéfico para quem tem pele seca e sensível.

Dica de profissional:
Como armazenar os óleos carreadores

A maioria dura até 2 anos quando guardada em ambiente fresco e escuro – o de jojoba dura até 3 anos! Alguns necessitam de refrigeração para manter o frescor, então siga as instruções do frasco ou as descrições aqui apresentadas.

O CAMPEÃO: ÓLEO DE COCO

O óleo de coco é um dos grandes presentes da Mamãe Natureza. Por quê? Barato e fácil de encontrar, tem um cheiro delicioso, é saboroso (principalmente em panquecas e torradas com canela) e faz bem à saúde. Não é o máximo?

Além disso, é superversátil. Deixa minha pele e meu cabelo sedosos. Os bebês adoram! É um ótimo hidratante e creme para troca de fraldas. Seja para fins culinários, seja para fins cosméticos, você vai adorar os 1001 usos do óleo de coco. Abaixo listo os meus preferidos.

Usos do óleo de coco

- **Pele:** Pé rachado? Cotovelo ressecado? Um tiquinho de óleo de coco ajuda e muito a sarar (o óleo também tem propriedades antibacterianas e antifúngicas). Se você for valente e não tiver ressalvas quanto a passar óleo no rosto, saiba que um tiquinho ajuda a controlar rugas. Também é um excelente removedor de maquiagem. O óleo de coco já chegou com tudo às linhas de cosméticos mais caras, mas por que gastar uma pequena fortuna se dá para usar em casa?

- **Cabelo:** A primeira vez que descobri o uso do óleo de coco como condicionador sem enxágue (leave-in) foi durante uma sessão de fotos. A maquiadora que estava fazendo meu penteado sugeriu passar um pouco do óleo para domar o frizz. Ela pegou o vidro, enfiou o dedo, esfregou o produto nas mãos e aplicou no meu cabelo, que estava detonado e cheio de pontas duplas. Devo admitir que minha juba ficou muito mais bonita e com aspecto saudável. Assim, aprendi um trucão de beleza para ter na manga. Também dá para prevenir caspa passando o óleo no couro cabeludo.

- **Lábios:** Aplique um pouco de óleo de coco puro direto nos lábios sempre que sentir que eles estão implorando por hidratação. É a solução perfeita para quando acaba o protetor labial. E não se esqueça do uso culinário! O óleo de coco é um dos mais saudáveis que há. Os estudos mostram que ele ajuda a baixar a pressão arterial e a acelerar o metabolismo. Também é espetacular na cozinha graças ao seu sabor adocicado peculiar, que cai bem tanto em preparações salgadas como doces.

E tem mais!

Acho que já está na cara, mas não posso deixar de declarar ao mundo a minha adoração pelo coco. Meu amor não se restringe ao óleo, não. Adoro água de coco, polpa de coco, leite de coco (principalmente em vitaminas e no cereal matinal) e barrinhas de cereal de coco. Em suma: tudo com coco! É por isso que minha coleção é repleta de loções, sprays corporais e perfumes com fragrância de coco. Veja como incorporar minha fruta preferida aos seus cosméticos naturais nas receitas que vou apresentar.

ITENS VEGANOS ESSENCIAIS

AS MARAVILHAS DO ÓLEO DE JOJOBA

Jó, jó, jó! Falemos de um dos meus óleos cosméticos preferidos. O óleo de jojoba é a resposta para suas preces relacionadas à beleza! Confie em mim. Barato e fácil de usar, vai mudar seu cabelo, pele e unhas para melhor. Veja abaixo usos bafônicos para o óleo de jojoba:

- **Óleo corporal:** Você pode usá-lo como óleo de massagem (gosto de pingar gotas de óleo essencial de lavanda nele antes da aplicação). Também é ótimo hidratante para o corpo, principalmente depois de um banho relaxante. Rapidamente absorvido, deixa a pele uma seda.
- **Esfoliante corporal:** A jojoba é o segredo para a melhor esfoliação que existe. Sério. Misture açúcar cristal com óleo de jojoba, umas gotinhas do seu óleo essencial preferido, mexa, use e abuse! De nada…
- **Hidratante facial:** O óleo de jojoba ajuda a equilibrar os níveis naturais de sebo da pele, hidratando as texturas secas e diminuindo a produção de oleosidade. Não precisa se preocupar: usá-lo no rosto não causa espinhas. Aplique umas gotinhas diretamente na pele ou misture ao seu hidratante para deixá-lo melhor ainda.
- **Tratamento capilar sem enxágue (*leave-in*):** Se o seu cabelo estiver ressecado e danificado (como o meu), esfregue umas gotinhas de óleo de jojoba nas mãos e espalhe nos fios. Capriche nas partes mais prejudicadas. Sua juba vai cair de amores por você (e vice-versa).
- **Hidratante labial:** Gosto de passar um pouquinho de óleo de jojoba nos lábios depois que faço esfoliação. Minha boca vira um convite para muitos beijinhos.
- **Removedor de maquiagem:** Molhe um chumaço de algodão no óleo de jojoba e esfregue-o delicadamente sobre o rosto para retirar base, pó, rímel e tudo o mais. É o melhor demaquilante que existe, e de quebra ainda deixa a pele perfeita.
- **Hidratante de unhas:** Passar óleo de jojoba nas unhas e cutículas com alguma regularidade ajuda a reduzir as áreas rachadas e ressecadas das mãos, deixando-as sempre lindas.

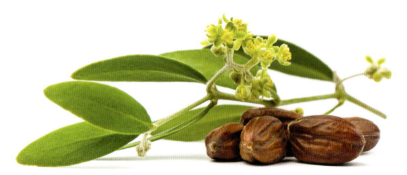

Como fazer óleos carreadores macerados (infusão)

Em algumas receitas do livro, vou pedir que você macere óleos carreadores com ervas, flores, especiarias, café ou chá. Essas infusões conferem mais propriedades benéficas às fórmulas para o tratamento da pele. Há duas maneiras de prepará-las: a primeira, que é vapt-vupt, requer que o óleo seja aquecido; a segunda é lenta, e conta com a ajuda da Mãe Natureza.

- **Método rápido de infusão a quente:** Misture o óleo carreador e o ingrediente seco numa panela elétrica. Ela deve ter um tamanho que permita que os óleos cubram totalmente os ingredientes secos. Tampe e cozinhe na temperatura mais branda de 8 a 10 horas, mexendo de hora em hora. Deixe esfriar completamente.

- **Método lento de infusão a frio:** Misture o óleo carreador com o ingrediente seco num vidro de tampa hermética. Ele deve ter um tamanho que permita que os óleos cubram totalmente os ingredientes secos. Tampe-o e deixe descansar de 2 a 6 semanas em local quente. Agite uma vez por dia. Quanto maior o tempo de descanso, mais forte fica a infusão. Você decide. Se o vidro for azul-escuro ou de cor âmbar, dá até para deixá-lo exposto à luz direta do sol.

Assim que a mistura ficar bem macerada, passe-a numa peneira bem fininha forrada por um pano fino de algodão. Esprema até a última gota! Assim, estará pronta para ser usado em óleos, cremes, séruns, loções e tudo mais que o seu coração mandar.

Descubra os óleos mais adequados para você

Como eu adoro óleos cosméticos e os uso para manter a tez sempre jovem e renovada, falarei rapidamente sobre os melhores para a pele. Os óleos que obstruem os poros são conhecidos como "comedogênicos", os que não têm esse efeito são os "não comedogênicos". Resumindo: comedogênico = pele com cravos e espinhas (ruim); não comedogênico = pele sem cravos e espinhas (maravilha!). Esses últimos você pode passar sem restrição no rosto e no corpo.

Acredite se quiser, mas vários óleos apresentam propriedades antissépticas e equilibram a produção de sebo, ajudando no combate à acne. Alguns exemplos são os óleos de jojoba, rosa-mosqueta e rícino (mamona). Sei que parece um contrassenso passar óleo no rosto para combater acne. Contudo, os não comedogênicos são os melhores hidratantes e os mais recomendados para tratamentos antissinais. Não contêm aditivos e são ricos em tudo o que há de melhor para a pele: antioxidantes, vitaminas e ácidos graxos essenciais. Então, o que é bom e o que não é tão bom assim? Confira na tabela a seguir.

ÍNDICE COMEDOGÊNICO DE ÓLEOS E MANTEIGAS VEGETAIS

Os óleos estão classificados numa escala de 0 a 5 – receberam nota 0 os de menor potencial comedogênico e 5 os de maior.

Classificação	Óleo	Uso
0 Não comedogênico (não obstrui os poros)	Manteiga de karité Óleo de argan Óleo de cártamo Óleo de girassol Óleo de semente de cânhamo	Ideal para rosto e corpo
1 Baixas propriedades comedogênicas	Óleo de calêndula Óleo de espinheiro-cerval- -marinho Óleo de rícino/mamona Óleo de romã Óleo de rosa-mosqueta	Pode ser usado no rosto e no corpo
2 Propriedades comedogênicas moderadas	Azeite de oliva Óleo de abacate Óleo de amêndoas doces Óleo de avelã Óleo de baobá Óleo de borragem Óleo de gergelim Óleo de jojoba Óleo de prímula Óleo de semente de abóbora Óleo de semente de damasco Óleo de semente de uva Óleo de tamanu Óleo de vitamina E Vitamina A palmitato	Pode ser usado no rosto e no corpo
3 Propriedades comedogênicas moderadas	Óleo de milho Óleo de semente de algodão Óleo de soja	Pode ser usado no corpo com moderação
4 Propriedades comedogênicas relativamente altas	Manteiga de cacau Óleo de coco	Pode ser usado no corpo com moderação, mas evite se tiver tendência a acne
5 Altas propriedades comedogênicas	Óleo de gérmen de trigo	Pode ser usado no corpo com moderação, mas evite se tiver tendência a acne

Manteigas vegetais

À base de sementes, raízes e outras matérias-primas vegetais, essas manteigas são excelentes para deixar a pele incrivelmente sedosa. Você pode usá-las puras, diretamente ou derretê-las para misturar em loções, cremes, esfoliantes, bálsamos e tudo o mais. As opções mais naturais são as produzidas através da prensagem de sementes ou de outros vegetais, sem a adição de solventes para sua extração. Não tem problema usar manteigas vegetais refinadas, só que as versões cruas, não refinadas, são melhores.

Manteiga de cacau: Essa manteiga sólida e altamente hidratante é obtida através da prensagem das sementes torradas de cacau. Dá uma consistência supercremosa aos cremes e loções. E, claro, tem um delicioso aroma de chocolate!

Manteiga de karité: Esse é um ingrediente clássico e supercomum em vários cosméticos. A manteiga de karité é um emoliente maravilhoso, rico em vitaminas A e E, sendo um ingrediente hidratante incrível para usar em loções e manteigas corporais.

Manteiga de kokum: Essa manteiga bem branquinha é obtida por meio da prensagem das sementes da árvore de garcínia, também conhecida pelo nome indiano de kokum. Ela tem propriedades emolientes e regenerativas. É um excelente ingrediente para loções, manteigas e cremes corporais.

Manteiga de manga: A manteiga de manga apresenta propriedades hidratantes semelhantes às das manteigas de karité e cacau. Riquíssima em ácidos graxos essenciais, é emoliente e ajuda a amaciar, hidratar e proteger a tez.

Ceras vegetais

Como estamos na vibe de respeito aos animais, não vamos usar a cera de abelha, que pode ser encontrada em quase todos os cosméticos industrializados. Voem livres, abelhinhas! Vamos substituí-la por ceras vegetais e veganas, que deixam os insetos em paz, agem como espessantes de receitas e solidificam pomadas, protetores labiais, batons, hidratantes e perfumes sólidos. As ceras vegetais naturais retêm a umidade, protegem a pele e facilitam a aplicação.

Cera de candelila: Obtida das folhas do pequeno arbusto de candelila, planta nativa do México e da região sudoeste dos Estados Unidos. É possivelmente a cera vegetal mais comum em cosméticos naturais, excelente para a confecção de cremes, manteigas corporais, pomadas, unguentos, bálsamos e batons.

Cera de carnaúba: Produzida a partir das folhas de uma palmeira brasileira, também conhecida como "árvore da vida", é uma das ceras vegetais mais duras que existem. Funciona bem em receitas de protetores labiais, pomadas, cremes e loções.

ITENS VEGANOS ESSENCIAIS **31**

Cera de soja: Super-hidratante e rica em vitamina E, é ideal para uso em produtos de tratamento para psoríase, eczema, pele ressecada, calcanhar rachado e cutículas endurecidas.

Argilas

Substância terrosa densa e rica em minerais, a argila é usada há séculos graças à sua maravilhosa capacidade de limpar, tonificar e desintoxicar o organismo. Ela funciona porque suas partículas normalmente contêm uma carga eletromagnética negativa, enquanto a maioria das toxinas que ficam sob a pele tem carga positiva. É por isso que a argila retira as impurezas com facilidade.

Argila branca de bentonita: Vem das cinzas vulcânicas que surgem naturalmente nos Estados Unidos. É rica em sílica, alumínio, ferro e magnésio. Trata-se de uma argila curativa, com propriedades antibacterianas e de absorção de oleosidade, o que ajuda a desobstruir poros e combater a acne. Muito usada em receitas de máscaras faciais caseiras, xampus secos e desodorantes.

Argila branca caulim: Também conhecida como argila branca cosmética, é suave e perfeita para peles secas e sensíveis. Ao contrário das argilas citadas, esta não puxa a oleosidade da pele, sendo excelente para produzir sabonetes, máscaras faciais e bombas efervescentes de banho. Age como esfoliante suave em sabonetes e cremes.

Argila verde: De origem marinha, tem cor verde graças à combinação de óxidos de ferro e matéria vegetal decomposta. É formada de minúsculas moléculas que puxam a oleosidade e as toxinas da pele.

Argila Terra Fuller: Quem tem pele com propensão a acne deve investir nesse tipo, bom para diminuir a oleosidade. Como também possui um ligeiro efeito clareador, ajuda quem sofre de hiperpigmentação. Compre sempre a variedade específica para uso cosmético.

> **Você sabia?**
>
> Desde a década de 1940, a argila Terra Fuller é usada em areia sanitária para gatos graças às suas propriedades superabsorventes. Máscara facial de areia do gatinho? Alguém topa?

Argila vermelha: Ingrediente de origem marroquina, também pode ser usado para a higienização desintoxicante e o condicionamento da pele, assim como para a produção de xampus e máscaras faciais. Melhora a tonalidade e a textura da pele, sem deixá-la ressecada nem descamada.

Sais e açúcares

São excelentes esfoliantes. O açúcar também é rico em enzimas naturais. E ambos são ingredientes polivalentes: depois de se livrar das células mortas com um maravilhoso ingrediente natural, você pode comemorar fazendo um bolinho vegano delicioso!

Açúcares veganos: O carvão de osso — material preto, poroso e granulado produzido através da carbonização de ossos de animais (oi?) — é usado para refinar vários tipos de açúcar comercial, incluindo o mascavo e o de confeiteiro. Eca! Ainda bem que o mercado já dispõe de marcas de açúcar vegano – o de beterraba geralmente é adequado.

Sal de Epsom: Surpresa! Parece sal, mas não é. Trata-se de sulfato de magnésio puro em formato de cristal. É excelente como sal de banho, pois ajuda a aliviar inflamações musculares.

Sal do Mar Morto: Tem alto percentual de magnésio, sulfatos e potássio. É ótimo para esfoliantes.

Sal marinho: Semelhante ao sal de mesa refinado, mas sem adição de iodo, o sal marinho natural é esfoliante, antibacteriano e rico em sais minerais. O mais fino é a melhor opção para cremes corporais e bombas efervescentes de banho.

Sal rosa do Himalaia: Esses lindos cristais cor-de-rosa estão entre os sais mais puros que existem para uso culinário e estético. É maravilhoso como sal de banho e esfoliante.

> **Dica de profissional:**
> **O fino da bossa**
>
> Ao usar açúcar em tratamentos faciais – por exemplo, numa esfoliação –, é muito importante que ele seja finíssimo, para proteger a pele. Não tem um fininho em casa? Bata açúcar branco comum no processador até deixá-lo bem suave.

Outros esfoliantes

Os esfoliantes são muito eficientes na remoção de células mortas, ajudando a renovar a pele e a deixá-la com aspecto mais jovem e saudável. Há dois tipos de esfoliantes simples que uso nos meus cosméticos caseiros:

Aveia em flocos: Muito além de ser a estrela do café da manhã, tem ação anti-inflamatória, suavizante e calmante para a pele. Ela esfolia sem causar irritação.

Farinha de amêndoas: À base de amêndoas (com pele) moídas até ficarem numa consistência granular (não deixe formar uma pasta, porque aí vira manteiga de amêndoas). Ela esfolia e amacia a pele, reduz a inflamação e absorve o excesso de oleosidade.

Óleos essenciais

As plantas produzem óleos essenciais por vários motivos: para atrair polinizadores (abelhas, por exemplo), proteger contra bactérias e fungos, afastar pragas e também impedir que outras plantas se aproximem demais. Esses óleos podem ser retirados das plantas por meio do processo de destilação, servindo para usos medicinais ou cosméticos.

Também podem ser extraídos praticamente de todos os elementos de uma planta: das folhas (eucalipto), de gramíneas (capim-limão), sementes (erva-doce), casca (mexerica), flores (rosa), madeiras ou casca de tronco (cedro), raízes e rizomas (gengibre), resinas (olíbano) e ervas (alecrim).

Aquela receitinha básica ganha outra cara com um óleo essencial, que proporciona aroma e cor. Os óleos essenciais são, digamos, essenciais para cosméticos personalizados, ideais para cada tipo de pele. Falarei disso mais adiante. Trago abaixo uma lista dos mais usados e suas respectivas propriedades benéficas:

Alecrim: melhora a saúde do cabelo.

Camomila: anti-inflamatório, calmante e relaxante.

Cravo-da-índia: antibacteriano, antiparasitário e antioxidante.

Eucalipto: revigorante, antisséptico, antibiótico e antifúngico.

Grapefruit (toranja): combate a celulite.

Hortelã-pimenta: refrescante, relaxante, anti-inflamatório, antibacteriano, antifúngico, antisséptico, anticaspa e antiacne.

Jasmim: anti-inflamatório, antisséptico e afrodisíaco.

Laranja: adstringente, antifúngico e antiacne.

Lavanda: curativo e calmante.

Limão-siciliano: antisséptico, antibacteriano e antifúngico.

Melaleuca: antibacteriano, antiviral, antifúngico, anticaspa, antiacne, reduz maus odores e estimula a imunidade.

Mirra: antisséptico, atenua inflamações e estrias.

Olíbano: anti-inflamatório e antienvelhecimento, reduz manchas da idade.

Orégano: antimicrobiano.

Prímula: antibacteriano, anti-inflamatório e antienvelhecimento.

Rosa: anti-inflamatório, antibacteriano, antisséptico, hidratante, antienvelhecimento e antiacne.

Semente de rosa-mosqueta: antienvelhecimento, anti-inflamatório e hidratante.

Ylang-ylang: antisséptico, afrodisíaco e levemente antidepressivo.

USO DE ÓLEOS ESSENCIAIS NA GRAVIDEZ

Tem neném a caminho? Parabéns! Por uma questão de segurança, é importante saber quais óleos essenciais estão proibidos ou liberados. Consulte seu médico.

Considerados seguros de forma geral	Evite
• Camomila alemã e romana	• Alecrim
• Capim-limão	• Bergamota
• Cipreste	• Canela
• Eucalipto	• Cedro
• Gengibre	• Citronela
• Gerânio	• Cravo-da-índia
• Grapefruit (toranja)	• Erva-doce
• Hortelã	• Eucalipto
• Hortelã-pimenta	• Gaultéria
• Jacarandá	• Jasmim
• Laranja	• Limão-siciliano
• Lavanda	• Manjericão
• Limão-siciliano	• Mirra
• Melaleuca	• Noz-moscada
• Neroli	• Rosa
• Olíbano	• Sálvia
• Palmarosa	• Sálvia esclareia
• Patchuli	• Semente de cenoura
• Pimenta-do-reino	• Zimbro
• Sândalo	
• Tangerina	
• Ylang-ylang	

Atenção: Óleo essencial de bergamota

Apesar dos inúmeros benefícios para a saúde proporcionados pelo óleo essencial de bergamota, atente-se a alguns detalhes quando for usá-lo. Em primeiro lugar, ele é fototóxico, ou seja, pode aumentar a vulnerabilidade da pele aos raios solares (principalmente no caso das peles sensíveis). Não o utilize caso esteja tomando um medicamento fotossensibilizante, como ciprofloxacino, doxiciclina, levofloxacino, lomefloxacina, norfloxacino, ofloxacino, sulfametoxazol e tetraciclina. O uso concomitante dessas drogas com o óleo essencial de bergamota pode causar efeitos adversos graves.

Também é recomendável que quem sofre de deficiência de potássio evite a sua ingestão oral. Ele pode diminuir ainda mais as reservas do mineral, causando câimbras e contrações. Gestantes, lactantes e crianças pequenas jamais devem usá-lo, tanto interna quanto externamente. O melhor é consultar sempre o médico antes de adicionar um óleo essencial ao seu arsenal.

Por fim, tudo que tiver óleo essencial de bergamota na composição deve permanecer longe da luz. Conserve em frascos de vidro escuro, em local fresco e sem luz. Quando o óleo é exposto ao sol, um de seus componentes torna-se tóxico.

ITENS VEGANOS ESSENCIAIS

INGREDIENTES BÁSICOS

Se você for novato no universo dos cosméticos naturais caseiros, a princípio a lista de ingredientes pode assustar, então o ideal é começar pelo básico. Os itens simples a seguir rendem várias receitas e, por isso, oferecem ótimo custo-benefício. Conforme você se familiarizar com a fabricação caseira de cosméticos — e começar a curtir —, poderá incluir mais ingredientes e equipamentos. O céu é o limite no mundo dos cosméticos naturais.

Ingrediente	Use em
Óleos essenciais para aromaterapia	Quase tudo. Experimente meus óleos versáteis preferidos (lavanda, hortelã-pimenta, laranja e limão-siciliano), sem esquecer do óleo de melaleuca, que é antifúngico, antisséptico, antimicrobiano e antibacteriano (e ainda combate acne).
Araruta ou amido de milho	Desodorantes, xampus secos, talcos e maquiagem.
Bicarbonato de sódio	Esfoliantes faciais suaves, xampus, desodorantes, pastas de dente e bombas efervescentes de banho.
Cera de candelila	Hidratantes corporais, cremes faciais, pomadas, protetores labiais, batons e perfumes sólidos.
Vinagre de maçã	Tonificantes faciais, sabonetes e tratamentos capilares.
Manteiga de cacau	Hidratantes corporais, cremes faciais, desodorantes, cremes, pomadas, batons e perfumes sólidos.
Óleo de coco	Hidratantes corporais, tratamentos esfoliantes, tratamentos capilares, cremes depilatórios e pastas de dente.
Flores e ervas desidratadas	Vapores faciais e infusões de óleo.
Chá verde	Tratamentos relaxantes. Naturalmente rico em antioxidantes, também é anti-inflamatório, adstringente e antibacteriano, ajuda a diminuir inchaços e poros dilatados.
Óleos carreadores líquidos, como azeite de oliva e óleos de amêndoas, semente de uva e jojoba	Hidratantes corporais, óleos de massagem, esfoliações, cremes faciais, pomadas e perfumes de óleos essenciais.
Sais	Esfoliações e sprays para cabelo
Manteiga de karité	Hidrantes corporais, cremes faciais, desodorantes, pomadas, batons e perfumes sólidos.
Açúcares	Esfoliações e sprays para cabelo.
Sabão de castela sem fragrância	Sabonetes para mão, rosto e corpo. Pincéis de maquiagem.
Óleo de vitamina E	Tratamentos curativos para pele. Reduz a aparência de cicatrizes, ajudando a sará-las, e é conservante natural.
Hamamélis	Vários tratamentos: é adstringente e levemente antibacteriana, reduz poros e combate a acne.

Ingredientes sem glúten

As receitas do livro não têm glúten. Muita gente adotou a alimentação sem glúten por uma série de motivos: doença celíaca, suspeita de intolerância ao ingrediente e até mesmo por decisão pessoal. Tal dieta corta todos os produtos que contenham essa proteína natural encontrada em alguns cereais, como trigo, cevada e centeio.

Para garantir que os seus cosméticos naturais sejam livres de glúten, leia os rótulos de todos os ingredientes. Se a embalagem informar que o ingrediente foi embalado em fábrica sem glúten ou que o produto não contém glúten, geralmente dá para confiar. Caso contrário, busque uma marca que ofereça essa garantia.

Mas lembre-se: embora alguns ingredientes sejam naturalmente sem glúten, existe a possibilidade de ocorrer uma contaminação cruzada durante a embalagem. Um bom exemplo é a aveia, que pode conter resíduos de glúten provenientes de outros cereais processados na mesma indústria. Nesse caso, compre aveia pura, sem contaminação por glúten.

Frescurinhas

Como as receitas deste livro são 100% naturais e sem nenhum conservante químico, é importante salientar que sua durabilidade é menor que a dos produtos convencionais industrializados. A validade de cada item está indicada nas receitas, salvo no caso de produtos recomendados para um único uso.

A fim de manter o máximo de frescor, guarde os cosméticos naturais em embalagens escuras e locais longe da luz. O espaço onde eles serão guardados também deve ser fresco e seco, para evitar a proliferação de bactérias. Outra opção para prolongar a durabilidade dos produtos é mantê-los na geladeira.

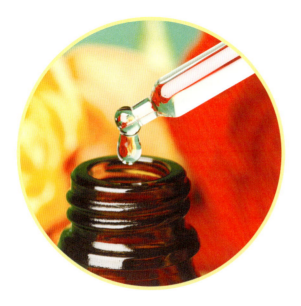

Conservantes naturais

Aumente a durabilidade dos seus cosméticos naturais com algumas gotinhas dos seguintes ingredientes:

- Óleo de coco.
- Extrato de semente de grapefruit (toranja).
- Extrato de óleo de alecrim.
- Óleo de vitamina E.

Capítulo 4

CUIDADOS FACIAIS

Removedor de maquiagem simples 40

Removedor de maquiagem hidratante. 41

Esfoliante labial Beijinhos de hortelã. 42

Gel de limpeza facial Sempre jovem 44

Óleo de limpeza facial. 45

Sabonete básico 46

Sabonete antiacne 48

Tônico facial para todos os tipos de pele. 49

Tônico facial de manjericão para amenizar poros dilatados 50

Tônico facial para pele com acne. 52

Tônico facial de água de rosas para pele seca ou sensível 54

Tônico suave antissinais 55

Roll-on antiacne 56

Sérum de rosas antissinais 58

Sérum de café Energia pura 59

Creme noturno antissinais 60

Esfoliante facial básico 61

Creme facial hidratante de rooibos. 62

Esfoliante facial de café anticravos 64

Esfoliante facial vitaminado de aveia 67

Peeling facial de frutas 68

Máscara facial de matchá Deusa verde 71

Máscara facial Floresta negra. 72

Máscara facial desintoxicante de argila verde 74

Máscara facial ultra-hidratante 75

Máscara facial de cúrcuma 76

Máscara facial de vitamina de abacate com banana. 78

Máscara facial antioxidante de vitamina de mirtilo. 81

Máscara facial antissinais Bons tempos 82

CUIDADOS FACIAIS BÁSICOS

O que passamos sobre o corpo é tão importante quanto o que colocamos para dentro dele. Você já deve saber que a exposição excessiva ao sol, a poluição do ar, a má alimentação, o tabagismo e o estresse podem causar o envelhecimento precoce da pele. Mas será que sabe o que há por trás dos "cremes miraculosos" convencionais, aqueles que prometem reverter os efeitos do tempo (ao custo de uma pequena fortuna)? Em geral, eles contêm ingredientes duvidosos e muito tóxicos, incluindo conservantes e corantes artificiais, compostos cancerígenos, disruptores hormonais, irritantes da pele e por aí vai. Para quem se propõe a vender beleza, não é feio demais?

Se você também acha assustador, que bom! Tomar ciência disso tudo significa que a mudança está bem próxima. Nesta seção, vamos limpar e tonificar o rosto com carinho, dar adeus às células mortas, maximizar a hidratação, eliminar cravos e espinhas. E o melhor? Com ingredientes puros e naturais. Quer aprender a fazer sabonetes, tonificantes, máscaras faciais, peelings e esfoliações, tudo caseiro? Vem comigo!

Ordem correta de aplicação das poções de beleza

Gente, de uma coisa não abro mão: da ordem correta de aplicação dos cosméticos. Você vai adorar os resultados a longo prazo se seguir direitinho! Se já ficou em dúvida se deveria passar o hidratante antes ou depois do creme para os olhos, cá estou para ajudar.

1. Removedor de maquiagem. Limpe a pele, retirando sujeiras, oleosidade e maquiagem antes de iniciar o processo de higienização. **2. Sabonete.** Use um adequado para o seu tipo de pele. Dê preferência a itens sem fragrâncias artificiais e parabenos (e outros conservantes com possível efeito tóxico), evitando também detergentes muito fortes, que podem levar ao ressecamento da pele. **3. Tônico facial.** Os tônicos faciais ajudam a recuperar o pH natural da cútis. Em geral, têm ação super-hidratante, com ingredientes ativos que tratam e suavizam a pele. Auxiliam, ainda, a suavizar o aspecto dos poros. **4. Creme de tratamento para cravos e espinhas.** Caso precise, use-o depois do sabonete e do tônico. **5. Sérum.** Disponíveis geralmente em forma de gel ou óleo, os séruns são nutritivos e de rápida absorção. **6. Creme para a área dos olhos e/ou sérum antissinais.** Os cremes para a área dos olhos são formulados visando proteger e nutrir a pele delicada dessa região. Já os séruns antissinais são essenciais para combater o aparecimento de linhas finas e rugas. **7. Hidratante e óleo antissinais.** Os de textura leve são ideais para uso durante o dia. Deixe para aplicar os cremes mais encorpados assim como os óleos cosméticos antes de dormir.

Etapas opcionais

- **Esfoliação.** Duas vezes por semana, procure esfoliar o rosto usando um bom produto. Depois, siga a ordem correta: tônico facial, sérum e hidratante.
- **Máscara facial.** Se você sofre com aquela acne insistente ou se a sua pele está implorando por uma boa hidratação, cuide-se com esse tratamento semanal. Faz maravilhas pela pele, além de ser uma boa forma de relaxar, como num spa. Depois, siga a ordem correta: tônico facial, sérum e hidratante.

REMOVEDOR DE MAQUIAGEM SIMPLES

Removedor de maquiagem industrializado é o tipo de coisa que você deve parar de comprar imediatamente. Tire da sua vida aqueles ingredientes artificialíssimos — isododecano, ciclopentasiloxano, triglicérides do ácido cáprico e caprílico, ciclohexasiloxano, fenoxietanol... aaaaaagh! —, principalmente se o utiliza em volta dos olhos, uma região tão delicada. Esta receita superfácil também pode ser usada como hidratante leve, e é muito melhor para retirar a maquiagem (inclusive máscara para cílios à prova d'água) do que as fórmulas industrializadas.

Ideal para:

❤ Todos os tipos de pele

Dica: Para que o produto dure mais, utilize o gel de babosa industrializado natural, que tem conservantes seguros.

★ **Estrela da receita:**
O óleo de jojoba é o meu óleo carreador preferido, por ser antibiótico, antiviral, antifúngico, analgésico, anti-inflamatório e hipoalergênico natural. Também contém vários sais minerais, vitaminas do complexo B e vitamina E, curativa para a pele. É ótimo para rosto, corpo, cabelo e unhas.

- *Frasco de vidro com tampa*

1 xícara de gel de babosa (*Aloe vera*) (veja a Dica ao lado)
½ xícara de óleo de jojoba

1. Numa tigela média, misture o gel de babosa com o óleo de jojoba até ficar homogêneo. Passe para o frasco.

2. Molhe uma bola ou um disco de algodão com a mistura. Passe delicadamente no rosto e na área dos olhos, repetindo o processo até retirar toda a maquiagem.

3. Mantenha em temperatura ambiente, protegido da luz solar, por até 6 meses.

VOCÊ SABIA?
É fácil cultivar babosa (*Aloe vera*) em casa. Trata-se de uma espécie de suculenta, então é praticamente impossível deixá-la morrer (meu tipo preferido de planta). Tenho um exemplar na minha cozinha carinhosamente apelidado de Mark RuffAloe, em homenagem a um dos meus atores preferidos.

CUIDADOS FACIAIS

REMOVEDOR DE MAQUIAGEM HIDRATANTE

Antigamente, eu vivia numa eterna busca pelo removedor de maquiagem perfeito. A verdade é que levei anos até descobrir minha solução ideal. Sem dúvida, este é o melhor produto que há e também o mais fácil de fazer. Bota para correr até aquele delineador teimoso, máscara para cílios à prova d'água e batons com efeito matte, que só faltam dizer: "Está bem, já vou. Paz!".

Ideal para:

♥ Todos os tipos de pele, principalmente
▲ seca

Dica: Cinco anos atrás, eu jamais me imaginaria passando óleo puro no rosto para retirar maquiagem. Como as coisas mudam! Se você ainda não estiver à vontade para experimentar, adicione à receita 1 colher (chá), ou 5 ml, de sabão de castela puro, sem fragrância e que não irrite os olhos.

★ **Estrela da receita:**
Por ser muito semelhante à oleosidade natural produzida pela pele, o óleo de jojoba é o hidratante ideal. Não é oleoso, é de fácil absorção e forma uma barreira que impede a perda da umidade.

Os óleos essenciais de sálvia esclareia e olíbano são seguros para o uso na região dos olhos. O primeiro regula a produção de oleosidade e reduz a inflamação; já o segundo tem ação adstringente e atenua o surgimento das rugas.

- *Frasco de vidro com tampa*
- ¼ de xícara de óleo de jojoba
- 5 gotas de óleo essencial de sálvia esclareia (veja o aviso abaixo)
- 5 gotas de óleo essencial de olíbano

1. Numa tigelinha, misture os óleos de jojoba, de sálvia esclareia e de olíbano até ficar homogêneo. Passe para o frasco.

2. Molhe uma bola ou um disco de algodão com a mistura. Passe delicadamente no rosto e na área dos olhos, repetindo o processo até retirar toda a maquiagem.

3. Mantenha em temperatura ambiente, protegido da luz solar, por até 6 meses.

VOCÊ SABIA?

Como não obstrui poros nem causa espinhas, o óleo de jojoba é o óleo natural ideal para todos os tipos de pele. Além do mais, é versátil, podendo ser usado também como máscara capilar e óleo corporal.

Atenção: Não use sálvia nem sálvia esclareia de forma alguma caso esteja grávida ou amamentando, ou caso sofra de epilepsia.

CUIDADOS FACIAIS

ESFOLIANTE LABIAL BEIJINHOS DE HORTELÃ

Nada pior na hora de passar batom do que estar com lábios ressecados e rachados. Argh! E mais: quem vai querer dar uns beijinhos numa boca assim? Esqueça os esfoliantes industrializados, economize uma graninha e conheça a satisfação de preparar essa belezura caseira. O óleo essencial de hortelã-pimenta proporciona um efeito geladinho.

Ideal para:

♥ Todos os tipos de pele

Dica: Se quiser que o esfoliante deslize com mais facilidade, junte, aos poucos, mais óleo de jojoba, uma gota de cada vez, até obter a consistência desejada.

★ **Estrela da receita:**
O açúcar mascavo ajuda a retirar pele ressecada, descamada e morta dos lábios, deixando-os macios, prontos para muitos beijinhos! Cadê o biquinho?

- Frasco pequeno de vidro com tampa

1 colher (sopa) de açúcar mascavo vegano (veja a Dica da p. 97)

1 colher (chá) de óleo de jojoba (veja as observações da p. 41)

¼ de colher (chá) de extrato de baunilha

3 gotas de óleo essencial de hortelã-pimenta (veja o Você sabia? da p. 176)

1. Numa tigelinha, misture o açúcar, o óleo de jojoba, o extrato de baunilha e o óleo essencial de hortelã-pimenta até ficar homogêneo. Passe para o frasco.

2. Aplique o esfoliante nos lábios usando o dedo indicador ou uma escova de dentes. Fazendo movimentos circulares, esfregue delicadamente por 10 segundos.

3. Lave a boca com água morna e seque com uma toalha. Em seguida, passe o Hidratante labial (p. 157) ou outro produto vegano de sua preferência.

4. Mantenha em temperatura ambiente, protegido da luz solar, por até 6 meses.

VOCÊ SABIA?

Os protetores labiais em geral são doces e gostosinhos para o caso de serem ingeridos acidentalmente.

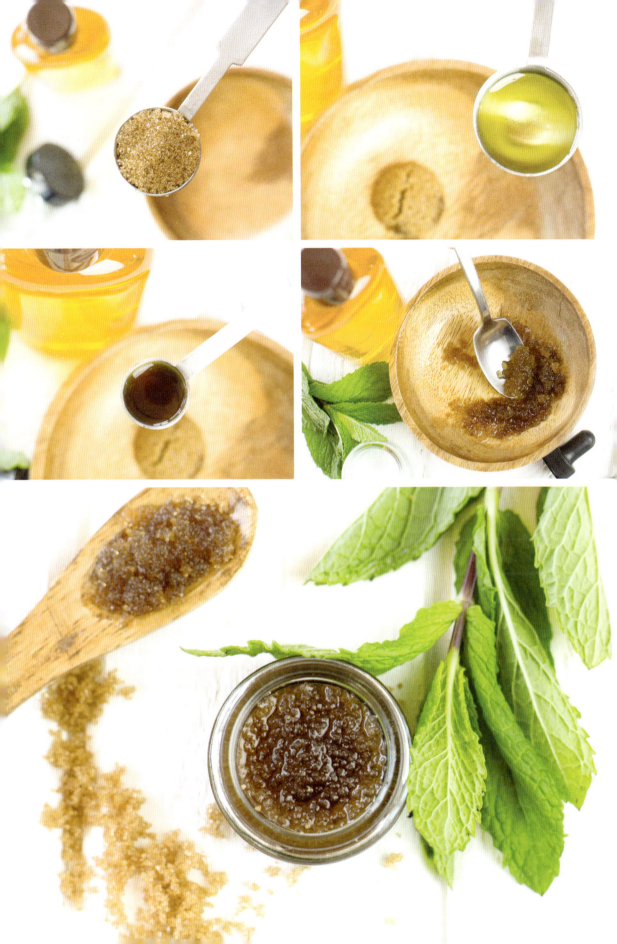

GEL DE LIMPEZA FACIAL SEMPRE JOVEM

Em busca de uma fonte da juventude para chamar de sua? Este gel limpa delicadamente o cansaço dos anos.

Ideal para:

♥ Todos os tipos de pele, principalmente ■ madura e ▲ seca

★ Estrela da receita:
O óleo de argan é um excelente hidratante natural. De fácil absorção, não é gorduroso nem irrita a pele.

- Frasco de vidro com tampa
- ⅓ de xícara de gel de babosa (*Aloe vera*) (veja a Dica da p. 40)
- ⅓ de xícara de glicerina vegetal líquida (veja a Dica da p. 84)
- 1 colher (sopa) de óleo de argan ou de marula

1. Misture a babosa, a glicerina vegetal e o óleo de argan num vidro. Agite vigorosamente até ficar homogêneo.
2. Com os dedos, pegue uma pequena quantidade do gel e massageie delicadamente o rosto úmido, fazendo movimentos circulares.
3. Lave a face com água morna e seque com uma toalha. Em seguida, passe tônico facial, sérum e hidratante.
4. Mantenha em temperatura ambiente por até 6 meses.

Tipos de sabonetes faciais
Existem três deles. Escolha o que atende melhor às necessidades da sua pele:

1. **À base de água.** Suaves, são ideais para peles secas, sensíveis e maduras.
2. **À base de sabão.** Opção mais potente, sendo ideal para peles normais, oleosas e mistas.
3. **À base de óleo.** Com fórmulas concentradas, hidratantes e nutritivas, são bons para todos os tipos de pele e para retirar aquela maquiagem que teima em não sair.

VOCÊ SABIA?
O óleo de marula é o novo queridinho do momento, disputando os holofotes com o de argan. É hidratante, combate o envelhecimento, além de ser riquíssimo em antioxidantes e ácidos graxos essenciais ômega-6 e ômega-9.

CUIDADOS FACIAIS

ÓLEO DE LIMPEZA FACIAL

Então, o que é o método de limpeza com óleos (OCM, oil-cleansing method) de que todo mundo está falando? Sim, parece um contrassenso, mas esse processo usa óleos — em vez de água e sabonete — para dissolver a oleosidade acumulada e incrustada no rosto, responsável pela obstrução dos poros. Leva-se um tempo para acostumar-se, no entanto, depois que você assimilar bem o método, sua vida vai mudar. Confie em mim.

Ideal para:

● Pele normal

Dica: Compre sempre óleos orgânicos extraídos a frio ou em prensas contínuas. Além de não terem toxinas, são supernutritivos.

★ **Estrela da receita:**
O óleo de rícino/mamona é um poderoso antibacteriano, assim como altamente higienizante, curativo e anti-inflamatório. É excelente para peles com tendência a acne.

● *Frasco de vidro com tampa*

1 xícara de óleo de rícino/mamona ou de girassol

3 colheres (sopa) de óleo de jojoba (veja a Estrela da receita da p. 40)

1. Numa tigela média, misture o óleo de rícino/mamona com o de jojoba até ficar homogêneo. Passe para o frasco.

2. Com os dedos, pegue uma pequena quantidade da mistura e massageie delicadamente o rosto seco e não lavado, fazendo movimentos circulares.

3. Use uma toalhinha umedecida com água morna para retirar delicadamente o excesso de óleo do rosto.

4. Mantenha em temperatura ambiente, protegido da luz solar, por até 6 meses.

VOCÊ SABIA?

Não existe um tratamento único para todos. Se nenhuma das variações apresentadas nesta página funcionar perfeitamente para a sua pele, experimente com outros tipos de óleo, até encontrar a sua combinação ideal.

Variações

Óleo de limpeza facial (pele seca): substitua o óleo de jojoba pela mesma quantidade de óleo de abacate.

Óleo de limpeza facial (pele madura): substitua o óleo de jojoba pela mesma quantidade de óleo de semente de damasco.

Óleo de limpeza facial (pele com acne): substitua o óleo de jojoba pela mesma quantidade de óleo de avelã.

SABONETE BÁSICO

Este sabonete facial é facílimo de preparar e leva apenas dois (sim, eu disse dois!) ingredientes principais. Os óleos essenciais usados ajustam a fórmula para as necessidades de cada tipo de pele.

Ideal para:

● Pele oleosa/com tendência a acne

★ **Estrela da receita:**
O sabão de castela líquido é um concentrado atóxico e multifuncional produzido com base em óleos vegetais. Pode ser usado para lavar quase tudo — mãos, corpo, louça, banheiros, pias, carros e pisos.

O óleo essencial de limão-siciliano funciona como desintoxicador e adstringente, eliminando as impurezas da pele oleosa. Ele também confere mais viço à cútis.

- Funil pequeno ou saboneteira de vidro com válvula tipo pump

$\frac{1}{2}$ xícara de sabão de castela líquido sem fragrância

$\frac{1}{2}$ xícara de água filtrada

10 gotas de óleo essencial de melaleuca (veja as observações da p. 48)

10 gotas de óleo essencial de hortelã-pimenta

10 gotas de óleo essencial de limão-siciliano (veja a Estrela da receita ao lado)

10 gotas de óleo essencial de laranja (veja as observações da p. 138)

1. Com o auxílio do funil, coloque o sabão de castela, a água filtrada e os óleos essenciais de melaleuca, hortelã-pimenta, limão-siciliano e laranja na saboneteira. Agite vigorosamente até ficar homogêneo.

2. Molhe uma bola ou um disco de algodão com a mistura. Massageie delicadamente o rosto úmido com uma pequena quantidade de sabonete, fazendo movimentos circulares.

3. Lave o rosto com água morna e seque com uma toalha. Em seguida, passe tônico facial e hidratante.

4. Mantenha em temperatura ambiente, protegido da luz solar, por até 2 meses.

Variações

Sabonete básico (para pele madura): faça a mesma receita, mas sem os óleos essenciais de melaleuca, hortelã-pimenta, limão-siciliano e laranja. Em vez deles, adicione 10 gotas de óleo essencial de olíbano, mirra ou cipreste antes de agitar a mistura.
Atenção: Não use óleo essencial de mirra se estiver grávida ou com suspeita de gravidez.

Sabonete básico (para pele seca): faça a mesma receita, mas sem os óleos essenciais de melaleuca, hortelã-pimenta, limão-siciliano e laranja. Em vez deles, adicione 10 gotas de óleo essencial de jasmim, lavanda ou ylang-ylang antes de agitar a mistura.
Atenção: Não use óleo essencial de jasmim se estiver grávida ou com suspeita de gravidez.

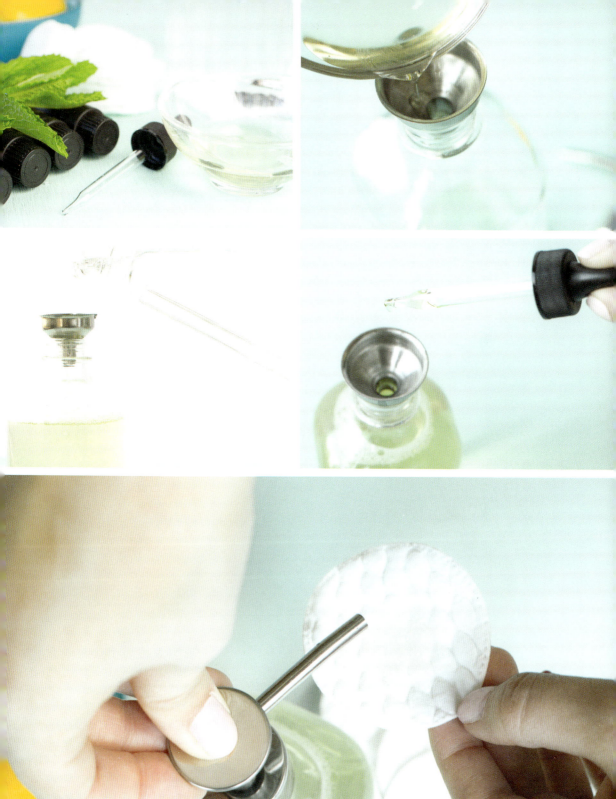

SABONETE ANTIACNE

Espinhas são *uó*! Elas aparecem do nada, sem convite, e ocupam um espaço precioso do nosso lindo rostinho. Nessas horas, ninguém tira os olhos da intrusa. Mas calma! Este sabonete vai deixar sua pele sempre limpa. Espinhas, um recado para vocês: tchau, tchau!

Ideal para:

🔴 Pele oleosa/com tendência a acne

⭐ **Estrela da receita:**
O óleo essencial de melaleuca tem propriedades antibacterianas. É uma ótima alternativa natural ao peróxido de benzoila, substância altamente ressecante encontrada na maioria dos tratamentos antiacne.

- Frasco de vidro com tampa

½ xícara de sabão de castela líquido sem fragrância (veja a Estrela da receita da p. 47)

1 colher (sopa) de óleo de jojoba (veja a Estrela da receita da p. 40)

10 gotas de óleo essencial de melaleuca

1. Num vidro, misture o sabão de castela com os óleos de jojoba e melaleuca. Agite vigorosamente até ficar homogêneo.
2. Com os dedos, massageie delicadamente o rosto úmido com uma pequena quantidade de sabonete, fazendo movimentos circulares.
3. Lave o rosto com água morna e seque com uma toalha. Em seguida, passe tônico facial, sérum e hidratante.
4. Mantenha em temperatura ambiente, protegido da luz solar, por até 6 meses.

VOCÊ SABIA?

São muitos os benefícios antibacterianos e antifúngicos do óleo essencial de melaleuca. Tanto que ele fazia parte dos kits de primeiros socorros das tropas australianas que lutaram em países de clima subtropical durante a Segunda Guerra Mundial. Também foi muito usado em hospitais de campanha a fim de evitar a infecção de ferimentos.

TÔNICO FACIAL PARA TODOS OS TIPOS DE PELE

Gente, quero ver esse tônus! Não se preocupe, não estou falando de agachamento nem de abdominais, mas da tonificação do rosto. Com poucas borrifadas desse produto você vai sentir a pele limpa, fresca e com aroma de rosas do jardim.

Ideal para:

♥ Todos os tipos de pele

★ **Estrela da receita:**
O óleo essencial de gerânio pode ajudar a tratar acne, a reduzir a inflamação e melhorar o ânimo. Neste tônico, ele é garantia de uma excelente hidratação.

- *Frasco de vidro com válvula de spray*

1 xícara de água de rosas (veja o Você sabia? da p. 54)
10 gotas de óleo essencial de gerânio

1. Misture a água de rosas e o óleo essencial de gerânio no frasco. Agite vigorosamente até ficar homogêneo.
2. Com os olhos fechados, borrife o tônico no rosto algumas vezes. Em seguida, aplique sérum e hidratante.
3. Guarde na geladeira por até 1 mês.

Tônicos faciais

O tônico facial é um cosmético bárbaro que, na minha opinião, frequentemente tem sua função para a higiene do rosto subestimada. Sabe quando você lava o rosto e fica com aquela sensação de pele retraída e sedenta por hidratação? O tônico facial age como um belo copo d'água para a cútis, recuperando seu estado de homeostase, ou seja, de equilíbrio.

TÔNICO FACIAL DE MANJERICÃO PARA AMENIZAR POROS DILATADOS

Nada como uma bela macarronada com manjericão, certo? Pois saiba que o tempero também tem uma função cosmética: ameniza a aparência de poros dilatados. Ainda bem que este tônico ajuda nessa luta.

Ideal para:

🔴 Pele oleosa/com tendência a acne ou 🟥 madura

⭐ Estrela da receita:

Rico em antioxidantes, o manjericão também é anti-inflamatório, antibacteriano, relaxante e curativo. Trocando em miúdos: controla a vermelhidão, reduz o surgimento de acne e combate rugas. Beleza pura!

- *Pilão/almofariz*
- *Peneira fina*
- *Frasco de vidro com válvula de spray*

20 folhas de manjericão fresco
½ xícara de água fervente
Suco de limão-siciliano espremido na hora

1. Triture as folhas de manjericão no pilão até soltarem um líquido. Junte a água fervente e deixe descansar de 5 a 10 minutos.

2. Apoie a peneira sobre um pote pequeno. Coe a mistura e insira no recipiente, apertando com os dedos a fim de extrair o máximo possível do líquido. Descarte os sólidos. Deixe esfriar.

3. Junte um pouco de suco de limão-siciliano e mexa para misturar. Despeje no frasco.

4. Com os olhos fechados, borrife o tônico algumas vezes no rosto limpo. Deixe secar. Em seguida, passe o sérum e o hidratante.

5. Guarde na geladeira por até 2 semanas.

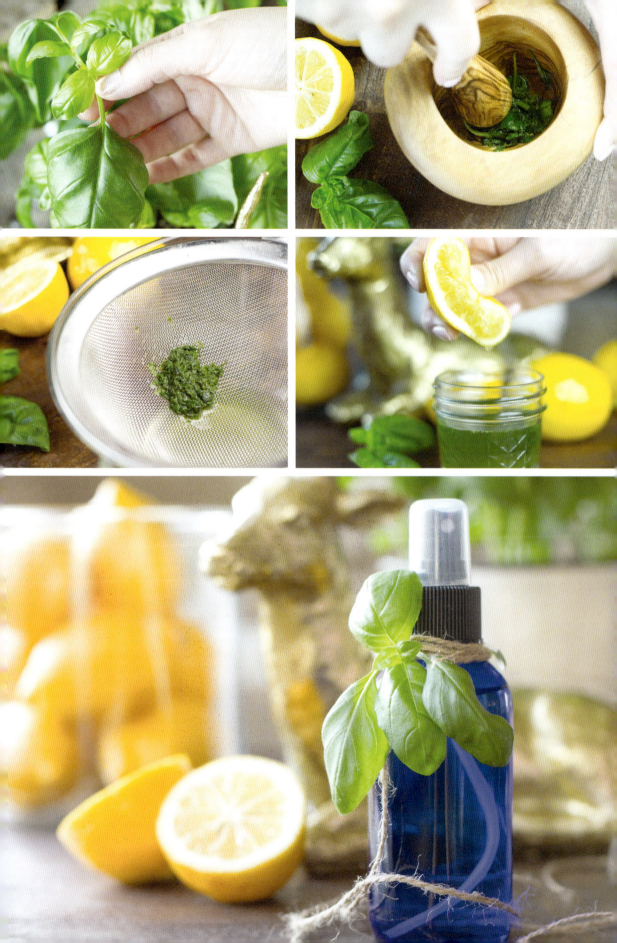

TÔNICO FACIAL PARA PELE COM ACNE

Este tônico refrescante ajuda a equilibrar o pH, acalma a pele e impede que as espinhas deem as "caras". Prometo que ele vai ajudar a sua pele a relaxar pra caramba. E digo isso com todo o amor do mundo.

Ideal para:

🔴 Pele oleosa/com tendência a acne

Dica: Se não quiser usar frasco com válvula de spray, pode guardar o tônico num frasco com tampa. Molhe uma bola ou um disco de algodão com a mistura e passe no rosto limpo. Guarde o frasco na geladeira.

★ **Estrela da receita:**
Anti-inflamatório, o chá verde ajuda a aliviar vermelhidão e manchas, enquanto o ácido do vinagre de maçã recupera o pH da pele para níveis normais.

- *Frasco de vidro com válvula de spray*

1 xícara de chá verde (preparado) frio
¼ de xícara de vinagre de maçã
5 gotas de óleo essencial de lavanda

1. Misture o chá verde, o vinagre de maçã e o óleo essencial de lavanda num frasco. Agite até ficar homogêneo.
2. Com os olhos fechados, borrife o tônico algumas vezes no rosto limpo. Deixe secar. Em seguida passe sérum e hidratante.
3. Guarde na geladeira por até 2 semanas.

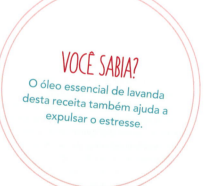

VOCÊ SABIA?
O óleo essencial de lavanda desta receita também ajuda a expulsar o estresse.

52 CUIDADOS FACIAIS

5 COMBATENTES NATURAIS DA ACNE

Acne, manchas, espinhas e cravos são coisas do passado. Vamos aniquilar um a um, mas da forma mais natural, sustentável e delicada que há. É isso aí, ácido retinoico e peróxido de benzoila, vocês estão dispensados. Tchau, até nunca mais! Você pode escolher um ou todos os tratamentos a seguir:

1. Vapor + aspirina. Posicione o rosto sobre uma tigela cheia de água filtrada fervente, deixando o vapor abrir os poros. Depois, esmague um comprimido de aspirina e crie uma pastinha misturando um pouco de água. Aplique a pasta sobre cada espinha e deixe descansar por 5 minutos. Lave o rosto e seque com uma toalha. A aspirina ajuda a diminuir a inflamação e a vermelhidão.

2. Limão-siciliano + sal. Misture 2 colheres (chá) de suco de limão-siciliano espremido na hora com uma pitada de sal e passe nas áreas afetadas pela acne. Deixe na pele de 15 a 20 minutos. Lave o rosto e seque com uma toalha. Adstringente, o limão elimina a oleosidade da cútis.

3. Vinagre de maçã. Passe um pouquinho de vinagre de maçã nas áreas com acne e deixe por uma noite. Esse tratamento não tem um cheiro bom, então é melhor pedir desculpas ao seu amor antes de se deitar. Lave o rosto ao acordar e seque com uma toalha.

4. Hamamélis. Molhe uma bola de algodão em hamamélis (outro adstringente natural) e passe bastante nas espinhas. Deixe secar naturalmente.

5. Alho. É verdade, deixei o tratamento mais fedido para o final (de nada!) Sabia que o alho é um destruidor de espinhas? Ele é antisséptico e antibacteriano. Para usá-lo, amasse um dente e adicione a ¼ de xícara de água morna. Aplique a mistura no rosto e deixe de 3 a 5 minutos. Lave a face e seque com uma toalha.

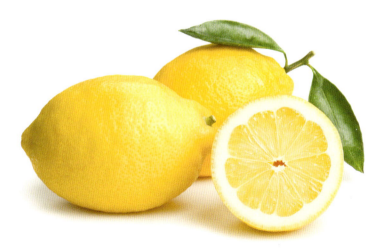

CUIDADOS FACIAIS

TÔNICO FACIAL DE ÁGUA DE ROSAS PARA PELE SECA OU SENSÍVEL

Quando for época de rosas, use as do seu jardim ou da floricultura para fazer este maravilhoso e refrescante tônico. A água de rosas é incrível porque, além de perfumada, é excelente para peles seca e sensível.

Ideal para:

▲ Pele seca e ◆ sensível

Dica: Use rosas sem pesticidas, herbicidas nem nada tóxico. Não use veneno no rosto!

★ **Estrela da receita:**
A rosa contém aproximadamente 275 compostos com uma miríade de usos terapêuticos — ajuda a acabar com eczema, combate rugas e acne e ainda melhora o humor, favorecendo o sono.

- *Peneira fina*
- *Frasco de vidro com válvula de spray*

1 xícara de pétalas de rosas orgânicas lavadas e secas
2 xícaras de água filtrada e fervida

1. Coloque as pétalas de rosa numa tigela grande refratária. Cubra bem com a água fervente. Deixe descansar por 3 a 4 horas.
2. Apoie a peneira na tigela. Despeje a água de rosas e descarte os sólidos. Passe o resultado para o frasco.
3. Com os olhos fechados, borrife o tônico algumas vezes no rosto limpo. Deixe secar. Em seguida, passe o hidratante.
4. Guarde na geladeira por até 2 semanas.

VOCÊ SABIA?

A água de rosas tem propriedades hidratantes e antibacterianas. Ela equilibra o pH natural da pele e ajuda no tratamento de acne, dermatite e eczema.

TÔNICO SUAVE ANTISSINAIS

Se você quer combater os sinais visíveis de envelhecimento (aliás, é o meu caso), o chá de camomila é a solução. Além de ser uma bebida deliciosa e calmante, também ajuda a reduzir vermelhidão, manchas e irritações na pele. É rico em antioxidantes, que combatem os radicais livres, os vilões causadores das temidas ruguinhas.

Ideal para:

♥ Todos os tipos de pele, principalmente
■ madura

Dica: Se não quiser usar frasco com válvula de spray, pode guardar o tônico num recipiente com tampa. Molhe uma bola ou um disco de algodão com o produto e passe no rosto limpo. Guarde o frasco na geladeira.

★ **Estrela da receita:**
A camomila é antibacteriana, antifúngica, anti--inflamatória e antisséptica. Além do mais, é hipoalergênica, sendo ideal para quem tem pele sensível.

● *Frasco de vidro com válvula de spray*

1 xícara de chá de camomila (preparado) frio
½ xícara de gel de babosa (*Aloe vera*) (veja a Dica da p. 40)
10 gotas de óleo essencial de sálvia esclareia (veja o aviso abaixo)

1. Misture o chá de camomila, o gel de babosa e o óleo essencial de sálvia esclareia no frasco. Agite até ficar homogêneo.

2. Com os olhos fechados, borrife o tônico algumas vezes sobre o rosto limpo. Deixe secar. Em seguida, passe sérum e hidratante.

3. Guarde na geladeira por até 2 semanas.

Atenção: Não use sálvia nem sálvia esclareia de forma alguma caso esteja grávida ou amamentando, ou caso sofra de epilepsia.

ROLL-ON ANTIACNE

Espinhas! Quem nunca teve que brigar com essas feiosas que dão pinta na cara? Tratá-las com remedinhos naturais, carinho, amor e atenção ajuda muito, seja em casos de acne adolescente, seja de acne hormonal. Não se assuste quando vir a quantidade de óleos usada — eles não obstruem os poros e são bons para o tratamento contra a acne.

Ideal para:

🔴 Pele oleosa/com tendência a acne

Dica: A manteiga de cacau geralmente é vendida em pedaços grandes (às vezes, também em forma de lascas). Para medir a quantidade, você precisa ralá-la antes. Para isso, use um ralador de cozinha. Se não quiser derreter a cera ou a manteiga em banho-maria, derreta no micro-ondas na potência alta. Pause a cada 10 segundos para mexer, até que esteja completamente líquida e totalmente homogênea. O tempo total depende da potência do aparelho de micro-ondas.

⭐ **Estrela da receita:**
O óleo essencial de melaleuca é uma alternativa natural e saudável aos tratamentos para acne encontrados nas farmácias, artificiais e cheios de química.

- 3 tubos para protetor labial

1 colher (sopa) de cera de candelila (veja a Dica da p. 111)

¾ de colher (chá) de manteiga de cacau ralada

¾ de colher (chá) de óleo de rícino/mamona (veja a Estrela da receita da p. 45)

¾ de colher (chá) de óleo de vitamina E (veja o Você sabia? da p. 152)

¾ de colher (chá) de óleo essencial de melaleuca

¾ de colher (chá) de óleo essencial de hortelã-pimenta (veja o Você sabia? da p. 170)

¾ de colher (chá) de óleo essencial de lavanda

1. Junte a cera de candelila e a manteiga de cacau numa tigelinha metálica ou refratária de vidro. Coloque 4 cm de água numa panela e espere levantar fervura. Apoie a tigela sobre a panelinha, tomando cuidado para que o fundo não encoste na água. Aqueça, mexendo de 5 a 10 minutos, ou até a cera derreter e ficar homogênea.

2. Adicione os óleos de rícino, de vitamina E, de melaleuca, hortelã-pimenta e lavanda.

3. Despeje a mistura nos tubos de protetor labial. Espere esfriar completamente.

4. Aplique diretamente nas áreas mais afetadas após lavar e tonificar o rosto.

5. Mantenha em temperatura ambiente, protegido da luz solar, por até 6 meses.

VOCÊ SABIA?

A prática de usar o óleo essencial de melaleuca surgiu na Austrália. Há milhares de anos a comunidade aborígine utiliza o ingrediente como antisséptico para tratar cortes, queimaduras e furúnculos.

CUIDADOS FACIAIS

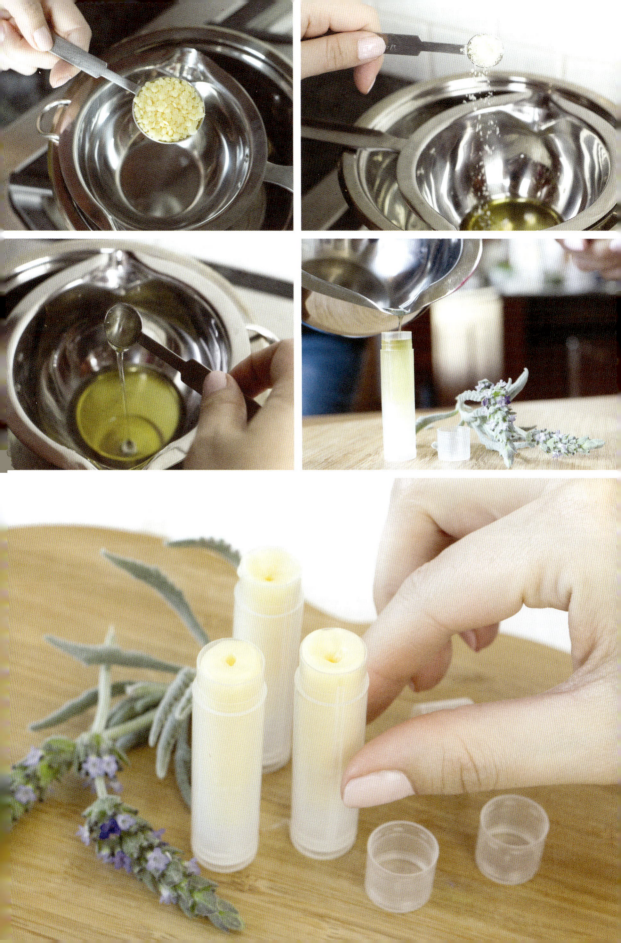

SÉRUM DE ROSAS ANTISSINAIS

Este sérum ajuda a reverter os efeitos do tempo, deixando o rosto renovado e radiante!

Ideal para:

♥ Todos os tipos de pele, principalmente ■ madura

Dica: O preço do óleo essencial de rosa é exorbitante — já vi um frasco minúsculo, de 3,7 ml, sendo vendido por quase 60 dólares! Isso porque são necessárias 60 rosas para produzir apenas uma gota de óleo essencial. Uau! É por isso que esta receita pede apenas uma gota.

- Frasco pequeno de vidro com conta-gotas
- 2 colheres (sopa) de óleo de abacate (veja a Estrela da receita da p. 111)
- 1 gota de óleo essencial de rosa (veja o aviso abaixo)
- 5 gotas de óleo essencial de olíbano

1. Numa tigelinha, misture os óleos de abacate, de rosa e de olíbano até ficar homogêneo. Despeje no frasco.
2. Com o conta-gotas, espalhe de 5 a 10 gotas no rosto limpo e seco. Usando os dedos, massageie a pele até o sérum ser absorvido.
3. Guarde em ambiente fresco e escuro por até 6 meses.

Atenção: Não use óleo essencial de rosa se estiver grávida ou com suspeita de gravidez.

VOCÊ SABIA?

O óleo essencial de rosa atenua o surgimento de imperfeições na pele, uniformizando seu tom. Fora que tem um perfume absolutamente DI-VI-NO!

SÉRUM DE CAFÉ ENERGIA PURA

O café é rico em cafeína, cuja ação anti-inflamatória ajuda a diminuir olheiras e inchaços na região dos olhos. Já o rooibos, por sua vez, é antibacteriano e rico em antioxidantes, e ajuda no tratamento de problemas de pele, como eczema e acne. Além disso, o café deste sérum tem um aroma maravilhoso! Não diga que não avisei!

Ideal para:

♥ Todos os tipos de pele

Dica: Guarde as sobras da mistura de café e rooibos para fazer o Esfoliante facial de café anticravos (p. 64).

Você também pode usar o óleo de amêndoas doces para clarear olheiras. Passe algumas gotinhas na região embaixo dos olhos e massageie delicadamente, até que a cútis absorva. Se fizer isso todos os dias, verá resultados em 2 semanas.

- *Frasco pequeno de vidro com conta-gotas*
- ½ xícara de óleo de amêndoas doces (veja as observações da p. 90)
- 1 colher (sopa) de óleo de abacate (veja a Estrela da receita da p. 111)
- ¼ de xícara de pó de café (veja as observações da p. 64)
- ¼ de xícara de folhas de chá de rooibos (veja a Estrela da receita da p. 62)
- 1 colher (chá) de óleo de argan (veja a Estrela da receita da p. 44)
- 1 colher (chá) de óleo de vitamina E (veja o Você sabia? da p. 152)
- 10 gotas de absoluto de baunilha

1. Com o método rápido de infusão a quente ou o método lento de infusão a frio ensinados na p. 29, faça a infusão dos óleos de amêndoas doces e de abacate com o café moído e o chá de rooibos. Peneire.

2. Numa tigelinha, misture a infusão, os óleos de argan e de vitamina E, além do absoluto de baunilha, até que fique homogêneo. Despeje no frasco.

3. Usando o conta-gotas, espalhe de 5 a 10 gotas do sérum no rosto limpo e seco depois da aplicação do tônico. Massageie a pele delicadamente com os dedos até o sérum ser absorvido.

4. Guarde em ambiente fresco e escuro por até 6 meses.

VOCÊ SABIA?

A única forma de capturar o perfume da fava de baunilha é usando um solvente. O absoluto citado aqui é o óleo concentrado obtido da mistura de solvente com um determinado vegetal. O que é vendido como óleo essencial de baunilha, em geral, é o extrato de baunilha diluído num óleo carreador — ou seja, trata-se de propaganda enganosa.

CREME NOTURNO ANTISSINAIS

Gente, este creme noturno é tudo de bom! Eficaz e bem mais potente que as versões comerciais produzidas com péssimos ingredientes artificiais. E falo por experiência própria que funciona de verdade, pois deixou a minha pele jovem e flexível. É bom demais para ser ensinado.

Ideal para:

♥ Todos os tipos de pele, principalmente
■ madura

★ Estrela da receita:

O óleo de rosa--mosqueta é rico em vitaminas, ácidos graxos essenciais e antioxidantes (como tretinoína e betacaroteno). Esses antioxidantes ajudam a corrigir manchas escuras, hidratar pele ressecada e com coceira, combater rugas e melhorar a textura e o tônus da pele. Leve e não gorduroso, é o óleo de rosa-mosqueta que uso no rosto antes de dormir.

- *Liquidificador*
- *Frasco pequeno de vidro com tampa*

1 colher (sopa) de cera de candelila (veja a Dica da p. 111)

½ colher (chá) de manteiga de karité (veja o aviso da p. 159)

1 colher (chá) de óleo de coco (veja as observações da p. 115)

½ colher (chá) de óleo de argan ou marula (veja as observações da p. 44)

½ colher (chá) de óleo de rosa-mosqueta

¼ de colher (chá) de óleo de vitamina E (veja o Você sabia? da p. 152)

10 gotas de óleo essencial de alecrim (veja o aviso abaixo)

1. Junte a cera de candelila e a manteiga de cacau numa tigelinha de vidro refratária (veja a Dica da p. 56). Coloque 4 cm de água numa panela, leve ao fogo e espere levantar fervura. Apoie a tigela sobre a panelinha, tomando cuidado para que o fundo não encoste na água. Aqueça, mexendo de 5 a 10 minutos ou até a cera derreter e ficar homogênea.

2. Retire a tigela do fogo. Acrescente os óleos de coco, argan, rosa-mosqueta, vitamina E e alecrim. Passe para o liquidificador e bata até formar uma mistura cremosa e homogênea. Despeje no frasco.

3. Antes de dormir, após lavar e tonificar a pele, espalhe o hidratante pelo rosto com os dedos.

4. Guarde em ambiente fresco e escuro por até 6 meses.

> **Atenção:** Não use óleo essencial de alecrim se estiver grávida ou com suspeita de gravidez.

ESFOLIANTE FACIAL BÁSICO

Não é segredo que sou louca por esfoliantes. Sejam à base de sal, de açúcar ou de bicarbonato de sódio, eles são ótimos para dar adeus às células mortas da pele.

Ideal para:
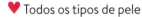 Todos os tipos de pele

Dicas: Use argila branca (caulim) ou verde nesta receita caso tenha pele seca ou sensível. Se tiver pele oleosa, utilize argila vermelha ou do tipo Terra Fuller.

O bicarbonato de sódio é excelente para remover células mortas da pele. Por ter propriedades antissépticas, aniquila as bactérias causadoras da acne. É o ingrediente ideal para quem tem pele com essa tendência.

★ **Estrela da receita:**
A areia é, ao mesmo tempo, calmante e hidratante, o que é ótimo para depois da esfoliação. Além disso, tem propriedade anti-inflamatórias e emolientes.

2 colheres (chá) de aveia em flocos finos (veja a Estrela da receita da p. 75)
1 colher (chá) de bicarbonato de sódio
1 colher (chá) de argila
Água ou óleo de jojoba

1. Numa tigelinha, misture bem a aveia, o bicarbonato de sódio e a argila.
2. Coloque uma pequena quantidade na mão e junte água suficiente para formar uma pastinha.
3. Com os dedos, espalhe delicadamente o esfoliante no rosto lavado e úmido, fazendo movimentos circulares.
4. Enxágue o rosto com água morna e seque com uma toalha. Em seguida, passe tônico facial e hidratante.

VOCÊ SABIA?
Um ingrediente que sou radicalmente contra são as micropartículas de plástico usadas nos esfoliantes comerciais. Essas partículas do mal são empregadas em produtos faciais e corporais, e até mesmo em pastas de dente. São péssimas porque, por serem minúsculas, passam incólumes pelo tratamento de esgoto, indo parar nos rios, mares e lagos. Pobre Mãe Natureza! É mais um motivo para se jogar nas receitas que ensino neste capítulo.

CUIDADOS FACIAIS

CREME FACIAL HIDRATANTE DE ROOIBOS

Chá de rooibos é o meu preferido absoluto. Não tem cafeína e é delicadamente doce. Hmm! Não havia a menor possibilidade de eu lançar este livro sem incluir uma receita com este ingrediente, ou quem sabe algumas.

Ideal para:
♥ Todos os tipos de pele

★ **Estrela da receita:**
O chá de rooibos é rico em antioxidantes e minerais, e também naturalmente hipoalergênico e antibacteriano.

- *Frasco de vidro com tampa*
- 1 xícara de óleo de amêndoas doces (veja as observações da p. 90)
- 1 xícara de folhas de rooibos
- 2 colheres (sopa) de cera de candelila (veja a Dica da p. 111)
- 10 gotas de óleo de argan (veja a Estrela da receita da p. 44)
- 5 gotas de óleo de vitamina E (veja o Você sabia? da p. 152)

1. Com o método rápido de infusão a quente ou o método lento de infusão a frio ensinados na p. 29, faça a infusão do óleo de amêndoas doces com o chá de rooibos. Peneire.

2. Coloque a cera de candelila numa tigelinha refratária de vidro (veja a Dica da p. 56). Ponha 4 cm de água numa panela, leve ao fogo e espere levantar fervura. Apoie a tigela sobre a panelinha, tomando cuidado para que o fundo não encoste na água. Aqueça por 5 a 10 minutos, mexendo sempre ou até que a cera derreta e fique lisa.

3. Retire a tigela do fogo. Acrescente a infusão de óleo e chá de rooibos, os óleos de argan e de vitamina E. Despeje no frasco. Deixe esfriar completamente até solidificar.

4. Depois de lavar e tonificar a pele, espalhe o hidratante no rosto com os dedos, duas vezes ao dia.

5. Guarde em ambiente fresco e escuro por até 6 meses.

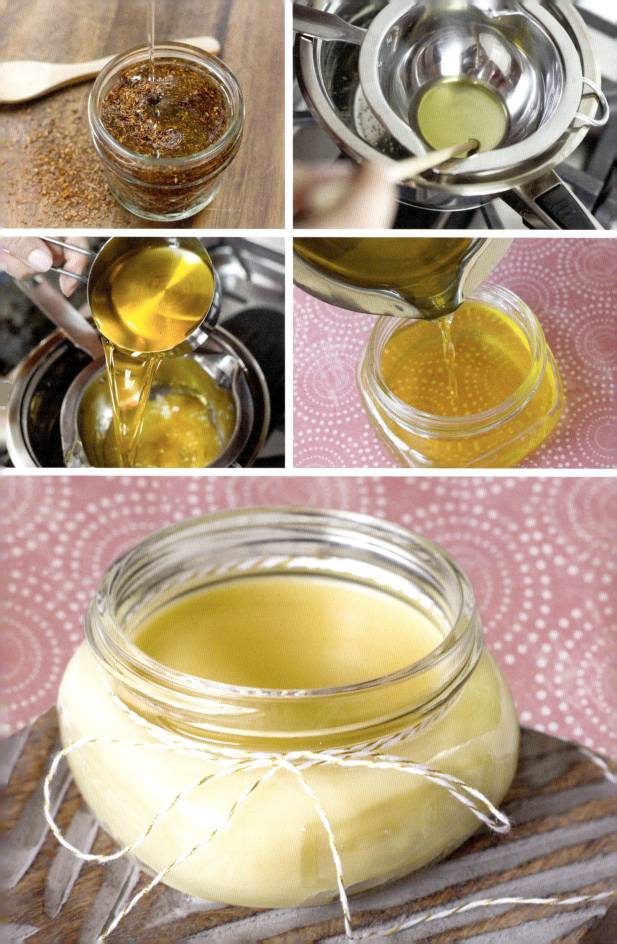

ESFOLIANTE FACIAL DE CAFÉ ANTICRAVOS

Alô, alô, viciadinhos em café! Que tal usá-lo também no rosto? Além de ser um ótimo estimulante, ele também é um excelente esfoliante. Manda embora camadas de células mortas incrustadas (nojento, mas é verdade) e tem um cheirinho maravilhoso. A cafeína dos grãos de café não só ajuda a tratar vermelhidão e inflamação, mas reduz olheiras.

Ideal para:

♥ Todos os tipos de pele

Dica: Não é preciso moer café apenas para esta receita. Pode usar a borra do que você tomou de manhã. Ou use a sobra de café e rooibos da receita do Sérum de café energia pura (p. 59). Seja como for, triture os ingredientes no moedor de café ou no processador algumas vezes a fim de deixá-los bem fininhos.

★ Estrela da receita:

O café é um ótimo esfoliante, e a cafeína ajuda a firmar e tonificar a pele.

- Liquidificador (opcional)

2½ colheres (chá) de óleo de coco (veja as observações da p. 115)
1 colher (chá) de pó de café bem fino
1½ colher (chá) de açúcar mascavo vegano (veja a Dica da p. 97)
1 colher (chá) de xarope de bordo (maple syrup)

1. Derreta o óleo de coco numa panelinha em fogo brando.

2. Leve-o ao liquidificador com o café, o açúcar mascavo e o xarope de bordo, batendo até formar um creme homogêneo e com consistência espalhável. Passe para uma tigelinha. (Também dá para bater os ingredientes com o auxílio de um fouet para que você tenha uma mistura homogênea.)

3. Com os dedos, espalhe o esfoliante pelo rosto limpo e ainda úmido, fazendo movimentos circulares.

4. Lave a face com água morna e seque com uma toalha. Em seguida, passe tônico facial, sérum e hidratante.

5. Tampe e guarde na geladeira por até 1 mês.

VOCÊ SABIA?

O xarope de bordo (maple syrup) não é pedida só para panqueca, não. Além de antibacteriano, ele nutre e hidrata a pele.

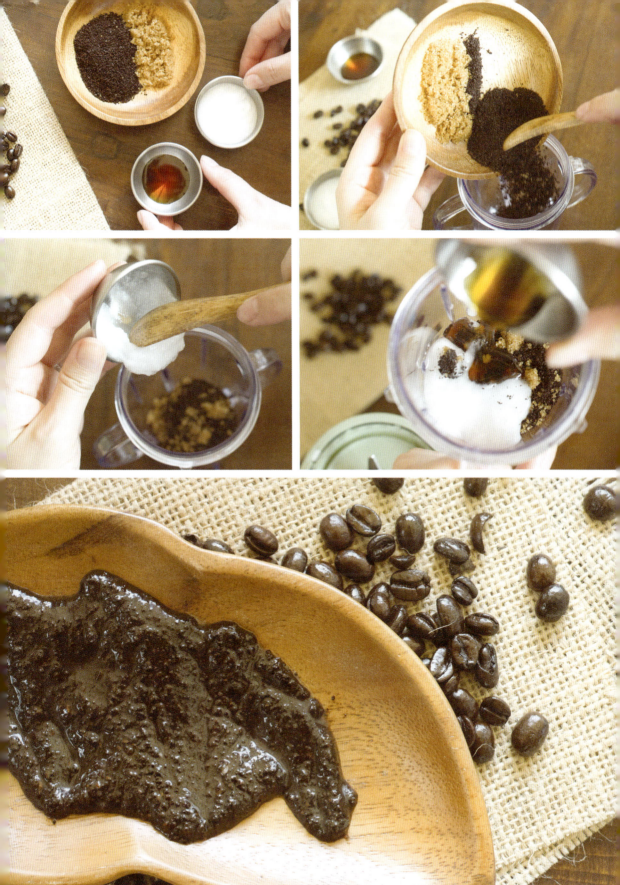

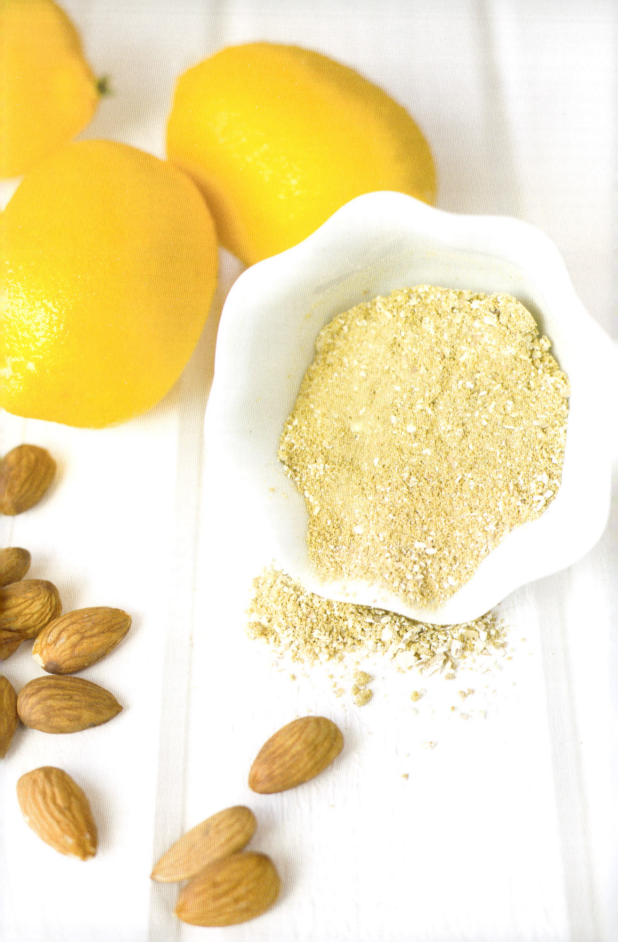

ESFOLIANTE FACIAL VITAMINADO DE AVEIA

O meio ambiente é repleto de radicais livres e poluição, fatores que causam estragos na pele delicada do rosto. Fora isso, ainda tem as camadas de células mortas e indesejadas que ficam sobre a cútis, nada legal. É aí que chega a aveia para o resgate! Esta receita, que é tiro e queda, deixa a pele macia como a de um bebê. Está vendo? A aveia é campeã para o corpo e para o rosto, sem nada de lixo químico.

Ideal para:

♥ Todos os tipos de pele

Dica: A farinha de amêndoas nada mais é do que amêndoas sem pele moídas bem finas. Pode ser encontrada em lojas de produtos naturais.

★ **Estrela da receita:**
A argila vermelha reduz o ressecamento, melhora o tônus e a elasticidade da pele, desobstrui poros e elimina até mesmo os cravinhos mais insistentes.

1 colher (sopa) de aveia (veja a Estrela da receita da p. 75)

2 colheres (chá) de farinha de amêndoas

2 colheres (chá) de argila vermelha

5 gotas de óleo essencial de lavanda (veja as observações da p. 124)

5 gotas de óleo essencial de limão-siciliano (veja a Estrela da receita da p. 46)

Água morna

1. Numa tigelinha, misture bem a aveia, a farinha de amêndoas, a argila e os óleos essenciais de lavanda e limão-siciliano. Acrescente a água morna de gota em gota até formar uma pasta.

2. Com os dedos, espalhe o esfoliante pelo rosto limpo e ainda úmido, fazendo movimentos circulares. Deixe sobre a pele por 5 a 10 minutos.

3. Lave a face com água morna e seque com uma toalha. Em seguida, passe tônico facial, sérum e hidratante.

4. Cubra e guarde as sobras na geladeira por até 2 semanas.

PEELING FACIAL DE FRUTAS

Quer aprender a fazer um peeling facial de frutas facílimo e barato? Assim você evita não só a ida ao médico, como também as químicas agressivas dos produtos industrializados. Vem comigo!

Ideal para:

♥ Todos os tipos de pele, exceto ♦ sensível

Dicas: O mamão e o abacaxi são naturalmente ricos em alfa-hidroxi-ácidos (AHAs), um tipo de ácido encontrado em frutas muito usado numa série de cosméticos antissinais. Os AHAs têm ação rejuvenescedora na pele porque estimulam a remoção das células velhas e danificadas pelo sol que ficam na superfície.

Se não quiser descascar o abacaxi fresco, pode usá-lo na versão em conserva.

★ **Estrela da receita:**
O mamão e o abacaxi também são riquíssimos em vitamina C, que promove a produção de colágeno da pele. Beleza pura!

- Liquidificador ou processador de alimentos

¼ **de xícara de mamão em cubos descascado e sem sementes**

4 **pedaços (4 cm) de abacaxi descascado e sem o miolo**

2 **colheres (chá) de óleo de jojoba (veja as observações da p. 41)**

1. Bata no liquidificador o mamão, o abacaxi e o óleo de jojoba, até formar um creme homogêneo. Passe para uma tigelinha.

2. Com os dedos, espalhe a mistura no rosto limpo e ainda úmido, fazendo movimentos circulares. Deixe na pele de 10 a 15 minutos.

3. Lave a face com água morna e seque com uma toalha. Em seguida passe tônico facial e hidratante.

4. Cubra e guarde as sobras na geladeira por até 1 semana.

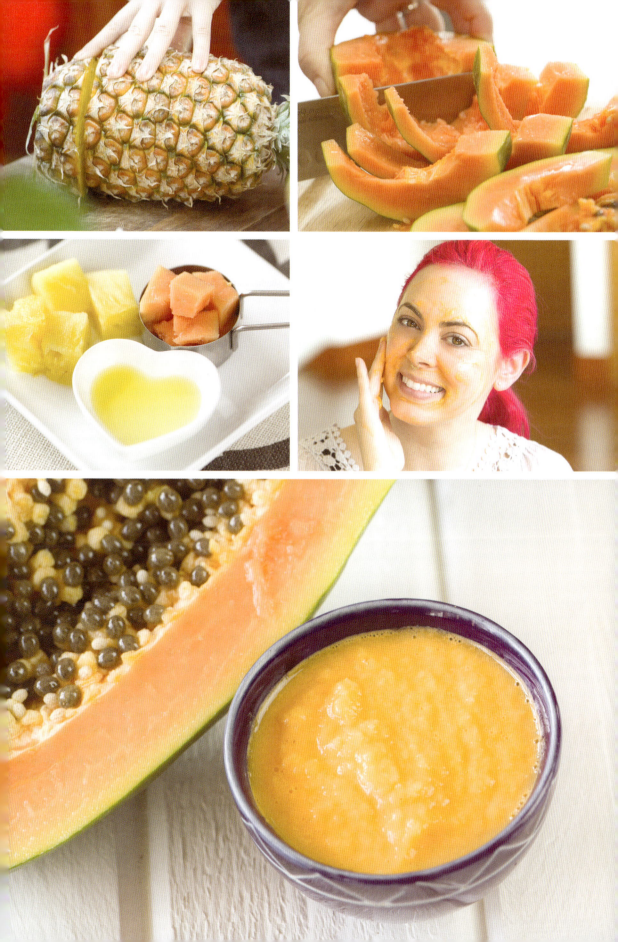

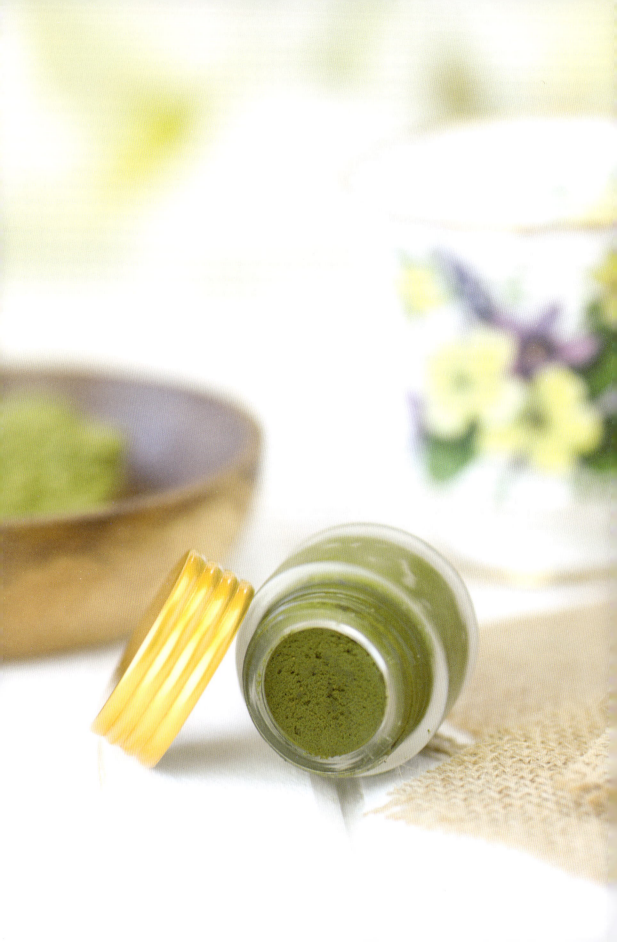

MÁSCARA FACIAL DE MATCHÁ DEUSA VERDE

Sou fanática por matchá. Esse pó concentrado de chá verde me conquistou de vez depois que descobri seus maravilhosos efeitos na aceleração do metabolismo, na redução do estresse, no aumento da imunidade, na diminuição do colesterol e no combate ao envelhecimento. Recomendo uma boa xícara desse elixir enquanto a máscara faz efeito.

Ideal para:

🔴 Peles oleosa/com tendência a acne, 🔴 normal e 🌓 mista

★ Estrela da receita:

Rico em antioxidantes, o matchá contém clorofila, um poderoso desintoxicante. Além disso, também diminui a produção das glândulas sebáceas, sendo ótima pedida para peles com tendência a acne.

- *Liquidificador (opcional)*

3 colheres (sopa) de água
1 colher (sopa) de matchá em pó
$\frac{1}{2}$ colher (chá) de óleo de coco (veja as observações da p. 115)
$\frac{1}{4}$ de colher (chá) de suco de limão-siciliano espremido na hora
1 pitada de cúrcuma

1. No liquidificador, bata a água, o matchá em pó, o óleo de coco, o suco de limão e a cúrcuma até formar uma pasta. Passe para uma tigelinha. (Também dá para bater os ingredientes com o auxílio de um fouet para que você tenha uma mistura homogênea.)

2. Com os dedos, espalhe a mistura no rosto limpo e ainda úmido, fazendo movimentos circulares. Deixe na pele por 10 minutos.

3. Lave o rosto com água morna e seque com uma toalha.

VOCÊ SABIA?

Uma xícara de matchá contém a mesma quantidade de antioxidantes que 10 xícaras de chá verde comum preparado.

CUIDADOS FACIAIS

MÁSCARA FACIAL FLORESTA NEGRA

Esta receita leva tanta coisa gostosa — cacau em pó e cerejinhas maduras — que você vai precisar de muita determinação para não mudar de ideia e fazer um cupcake. Ah, quer saber? Faça os dois! Como dizia Oscar Wilde: "Posso resistir a tudo, menos à tentação".

Ideal para:

♥ Todos os tipos de pele

Dicas: O suco de cereja é bom para clarear a pele e eliminar cravos. A fruta contém as vitaminas antioxidantes A e C, além de potássio, zinco, ferro, cobre e manganês.

Tanto a versão *in natura* quanto o suco têm efeito anti-inflamatório, hidratante e curativo para peles prejudicadas.

★ Estrela da receita:
Rico em antioxidantes, o cacau ajuda a neutralizar a ação de radicais livres nocivos, bem como a reparar células da pele.

- *Liquidificador*

3   cerejas grandes e maduras (sem caroço)
1   colher (sopa) de argila branca caulim
1   colher (sopa) de leite de amêndoas
2   colheres (chá) de cacau em pó sem açúcar

1. No liquidificador, bata as cerejas, a argila, o leite de amêndoas e o cacau em pó até ficar homogêneo. Passe para uma tigelinha.
2. Com os dedos, espalhe a máscara no rosto limpo e ainda úmido. Deixe na pele por 10 minutos.
3. Lave o rosto com água morna e seque com uma toalha. Em seguida, passe tônico facial e hidratante.
4. Cubra e guarde as sobras na geladeira por até 1 semana.

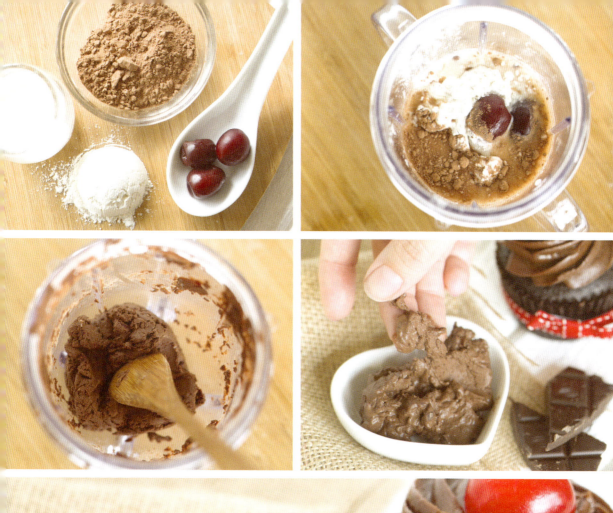
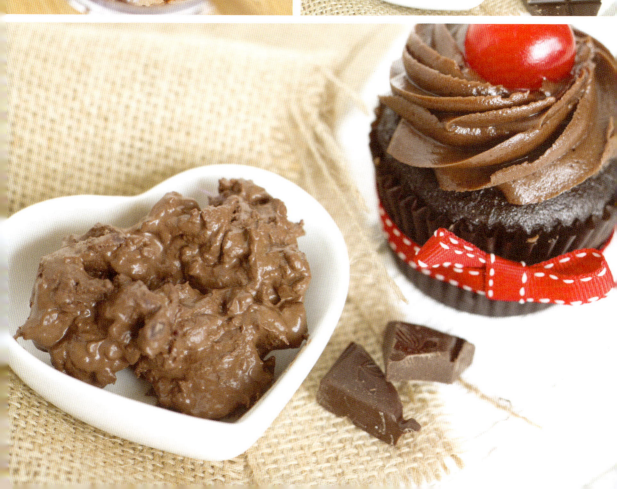

MÁSCARA FACIAL DESINTOXICANTE DE ARGILA VERDE

Esta máscara simples é ótima para quem tem pele oleosa, mista ou normal. A argila é antisséptica, anti-inflamatória, limpa profundamente e retira as impurezas e toxinas da cútis, deixando-a a coisa mais linda de se ver.

Ideal para:

🔴 Peles oleosa/com tendência a acne, 🔴 normal e 🌓 mista

Dica: Se você não encontrar o iogurte vegano sem sabor pode diluir meia porção de iogurte saborizado em meia porção de água.

★ Estrela da receita:
A argila verde é composta de moléculas minúsculas superabsorventes, que literalmente sugam a oleosidade e as toxinas da pele. Já o xarope de agave amacia e hidrata a pele.

4 colheres (chá) de iogurte vegano sem sabor (veja a Dica ao lado)

1 colher (sopa) de argila verde

½ colher (chá) de xarope de agave

1. Numa tigelinha, misture bem o iogurte, a argila e o xarope de agave.

2. Com os dedos, espalhe a mistura no rosto limpo e ainda úmido. Deixe na pele por 10 minutos.

3. Lave o rosto com água morna e seque com uma toalha. Em seguida passe tônico facial e hidratante.

VOCÊ SABIA?
O iogurte vegano tem propriedades antibacterianas e antifúngicas, sendo excelente para peles com tendência a acne. Ele também ajuda a esfoliar a cútis e a fechar poros, graças ao ácido lático.

CUIDADOS FACIAIS

MÁSCARA FACIAL ULTRA-HIDRATANTE

Se a sua pele está seca como o Saara, está na hora de experimentar esta máscara facial super-hidratante. O cacau em pó é rico em antioxidantes, aumenta o fluxo sanguíneo e melhora a maciez da pele. E, como se não bastasse, é chocolate. Maravilha!

Ideal para:

♥ Todos os tipos de pele, principalmente ▲ seca

★ **Estrela da receita:**
A aveia alivia irritação, ressecamento e coceira na pele. Já o azeite de oliva é altamente hidratante.

2 colheres (sopa) de azeite de oliva
1 colher (sopa) de cacau em pó sem açúcar
1 colher (sopa) de aveia em flocos moída fina

1. Numa tigelinha, misture o azeite de oliva, o cacau em pó e a aveia até formar um creme.

2. Com os dedos, espalhe a mistura no rosto limpo e ainda úmido. Deixe na pele por 15 minutos.

3. Lave o rosto com água morna e seque com uma toalha. Em seguida, passe tônico facial e hidratante.

VOCÊ SABIA?

O aroma de chocolate aumenta os níveis de serotonina, levando à produção de endorfinas. Ou seja, é um antidepressivo natural. Sempre soube que chocolate melhorava o humor, mas caramba! Agora temos o respaldo da ciência. Chocolate = glória!

MÁSCARA FACIAL DE CÚRCUMA

Com propriedades anti-inflamatórias, antibacterianas e antioxidantes, a cúrcuma é excelente para retardar o envelhecimento da pele e também para curá-la. Esta máscara ainda ajuda a evitar surtos de acne.

Ideal para:

● Pele normal, ● oleosa/com tendência a acne, ◼ madura e ◐ mista

★ Estrela da receita:

A cúrcuma é da família do gengibre. Além de ser um ótimo tempero para receitas de curry e mexidinhos de tofu, também é excelente para a pele. Suas propriedades anti-inflamatórias e antioxidantes fazem dela um ótimo tratamento para acne, eczema e vermelhidão (principalmente a causada por rosácea). Ela ainda ajuda a suavizar rugas finas.

- *Liquidificador*

½ banana madura cortada em pedaços
½ colher (sopa) de iogurte vegano sem sabor (veja as observações da p. 74)
½ colher (chá) de cúrcuma em pó

1. No liquidificador, bata a banana, o iogurte e a cúrcuma até ficar homogêneo. Passe para uma tigelinha.

2. Com os dedos, espalhe a mistura no rosto limpo e ainda úmido. Deixe na pele por 10 minutos.

3. Lave a face com água morna, utilizando uma toalha molhada para ajudar a tirar a máscara de banana. Seque. Em seguida, passe tônico facial e hidratante.

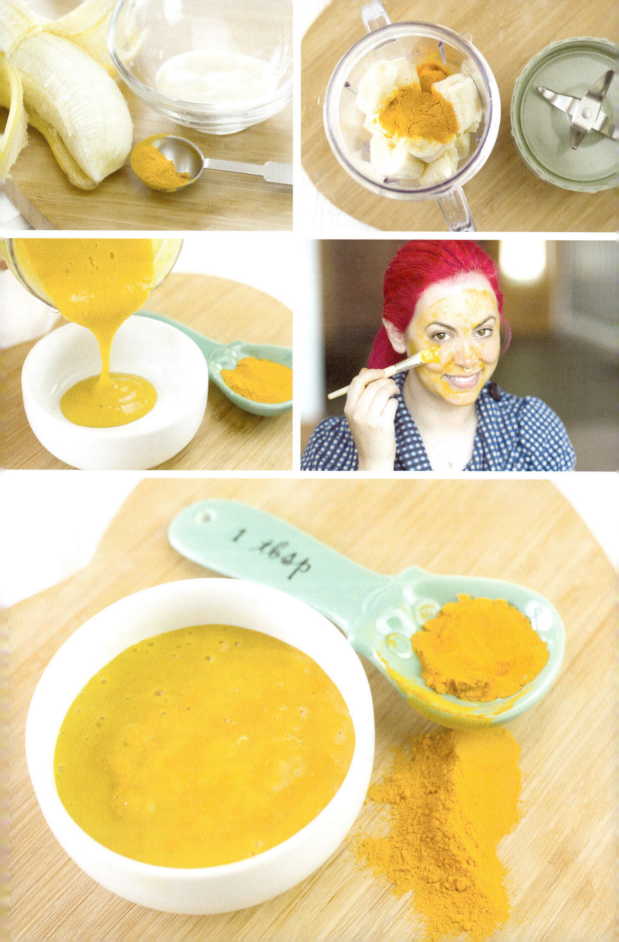

MÁSCARA FACIAL DE VITAMINA DE ABACATE COM BANANA

Sabe quais são as duas coisas que eu mais gosto de fazer na cozinha? 1) Cosméticos veganos; e 2) Comer e beber as sobras. Esta máscara dá uma força para a beleza e ainda é revigorante, pura energia vegetal.

Ideal para:

♥ Todos os tipos de pele

Dica: Adicione ½ xícara de gelo à receita, bata no liquidificador e, pronto, terá uma vitamina!

★ **Estrela da receita:**
Rico em vitaminas e gorduras saudáveis, o abacate é ótimo para quem tem pele com acne, sensível ou seca.

- *Liquidificador*

½ abacate maduro

1 banana madura pequena

1 colher (sopa) de iogurte vegano sem sabor (veja as observações da p. 74)

1 colher (chá) de suco de limão-siciliano espremido na hora

1 colher (chá) de xarope de agave

Folhas de manjericão fresco

1. Retire o caroço do abacate. Extraia a polpa e corte-a em cubos. Descarte a casca.

2. No liquidificador, misture a banana, o abacate, o iogurte, o suco de limão e o xarope de agave até ficar homogêneo. Adicione o manjericão a gosto. Bata até formar um creme liso. Passe para uma tigelinha.

3. Com os dedos, espalhe a mistura no rosto limpo e ainda úmido. Deixe na pele por 10 minutos.

4. Lave o rosto com água morna e seque com uma toalha. Em seguida, passe tônico facial e hidratante.

5. Cubra e guarde as sobras na geladeira por 3 a 5 dias.

O que é máscara facial de vitamina de frutas?

As máscaras de vitamina (esta e a da p. 81) são supernutritivas e fazem bem por dentro e por fora. Nestas receitas, darei dicas de como transformá-las em deliciosas e saudáveis vitaminas. Ficar bonita nunca foi tão gostoso!

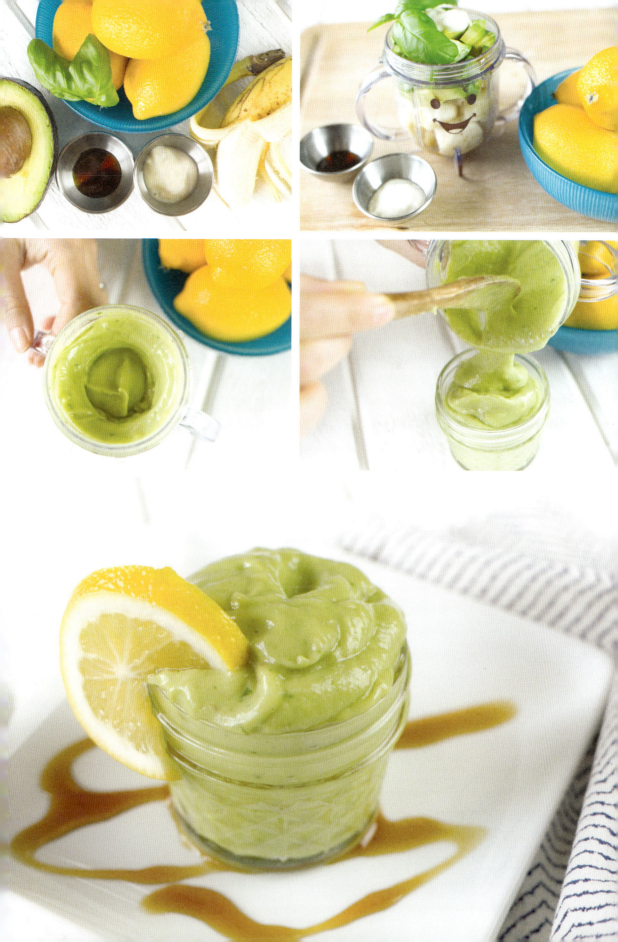

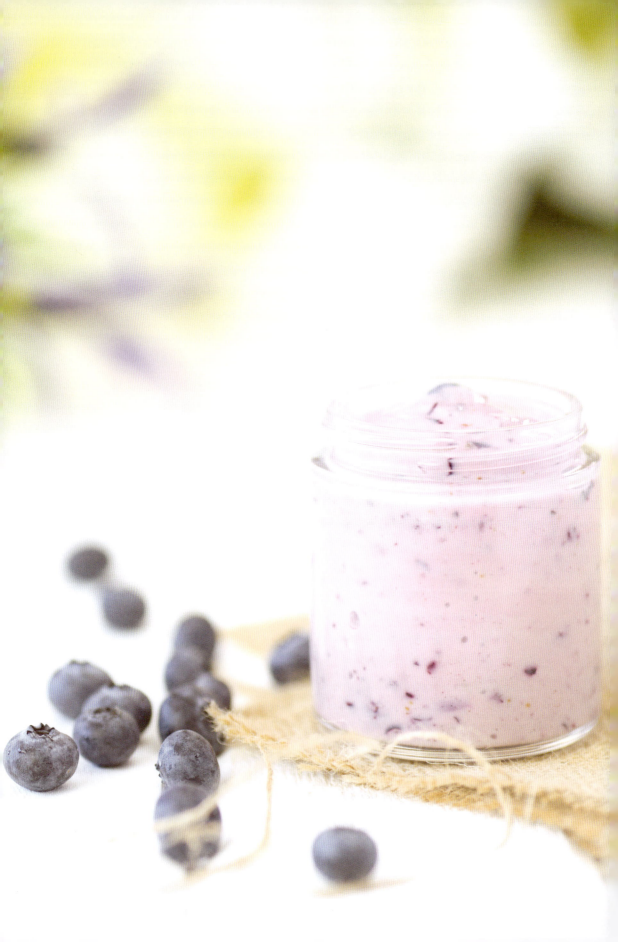

MÁSCARA FACIAL ANTIOXIDANTE DE VITAMINA DE MIRTILO

Além de ser uma delícia, mirtilo faz bem e combate os radicais livres, ajudando a pele do rosto a ficar linda e radiante. A única coisa que deixa esta máscara melhor ainda é prepará-la com mirtilos orgânicos e bem fresquinhos.

Ideal para:
♥ Todos os tipos de pele, principalmente ■ madura

Dica: Acrescente 1 xícara de leite vegetal, gelo e 1 banana congelada a esta receita para fazer uma deliciosa vitamina.

★ Estrela da receita:
A cor viva do mirtilo vem de compostos chamados antocianinas, antioxidantes potentes que protegem a pele de radicais livres. A vitamina C, também presente na fruta, ajuda o organismo a produzir colágeno, enquanto os fitonutrientes (substâncias de origem vegetal) auxiliam na prevenção do câncer. Não é uma maravilha?

- *Liquidificador*

1 xícara de mirtilos frescos

250 g de iogurte vegano sem sabor (veja as observações da p. 74)

1. No liquidificador, bata o mirtilo com o iogurte até formar um creme quase liso. (Não tem problema se ficarem pedaços.) Passe para uma tigelinha.
2. Com os dedos, espalhe a mistura sobre o rosto limpo e ainda úmido. Deixe na pele por 10 minutos.
3. Lave a face com água morna e seque com uma toalha. Em seguida, passe tônico facial e hidratante.
4. Cubra e guarde as sobras na geladeira por até 1 semana.

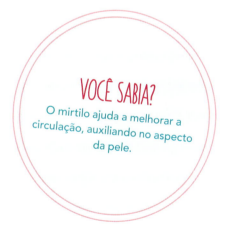

VOCÊ SABIA?
O mirtilo ajuda a melhorar a circulação, auxiliando no aspecto da pele.

MÁSCARA FACIAL ANTISSINAIS BONS TEMPOS

Querendo reverter os sinais do tempo? Nunca é tarde demais para lutar contra ruguinhas e linhas de expressão. Esta máscara facial deliciosa é rica em ácidos graxos essenciais, vitaminas e substâncias anti-inflamatórias. Quem diria que a fonte da juventude está bem ali, na cozinha?

Ideal para:

♥ Todos os tipos de pele, principalmente ▲ seca e ■ madura

★ Estrela da receita:

O óleo de semente de uva é rico em vitamina E e ácidos graxos essenciais. É um excelente hidratante, também ótimo para tratar acne, firmar a pele e dar adeus às olheiras.

2   colheres (sopa) de abacate maduro, descascado e sem caroço (veja a Estrela da receita da p. 78)

1   colher (sopa) de óleo de semente de uva

3 a 5 gotas de óleo de vitamina E (veja o Você sabia? da p. 152)

1. Numa tigelinha, use um garfo para amassar o abacate, os óleos de semente de uva e de vitamina E.

2. Com os dedos, espalhe a mistura sobre o rosto limpo e seco. Deixe na pele por 10 a 15 minutos.

3. Lave a face com água morna e seque com uma toalha. Em seguida, passe tônico facial e hidratante.

VOCÊ SABIA?

O óleo de semente de uva é considerado um óleo seco. Ou seja, é rapidamente absorvido pela pele, sem deixá-la com toque oleoso.

CUIDADOS FACIAIS

Capítulo 5

PRODUTOS PARA BANHO E PARA A PELE DO CORPO

Base de sabonete corporal 84

Sabonete Afrodite 85

Sabonete Zen 87

Sabonete corporal antiacne 88

Escalda-pés refrescante. 89

Óleo de frutas e flores para massagem. 90

Óleo para dores musculares 93

Esfoliante corporal de babosa 94

Esfoliante corporal de café e baunilha. 97

Esfoliante corporal de amêndoas 98

Esfoliante corporal de sal marinho 99

Esfoliante corporal de linhaça 100

Manteiga corporal fácil. 101

Manteiga corporal de chocolate e laranja. 102

Loção Beijinhos de unicórnio 104

Gel iluminador. 106

Loção relaxante de camomila e lavanda. 108

Perfume Me leve com você 109

Hidratante em barra 111

Perfume sólido de jojoba. 113

Perfume de flores, frutas e baunilha. 114

Creme preventivo de estrias. 115

Perfume Especialmente para você. 117

BASE DE SABONETE CORPORAL

Esta receita é a base principal de todos os maravilhosos sabonetes corporais que ensino a fazer no livro. Por não ter perfume, é um bom ponto de partida para a criação de receitas. Depois que preparar aquelas das pp. 85-88, faça experiências! Você pode adicionar os óleos essenciais que quiser, de acordo com seu objetivo: relaxamento ou energização.

Ideal para:

♥ Todos os tipos de pele, inclusive de bebê

Dica: A glicerina vegetal é um umectante natural à base de óleos de sementes. Ela ajuda a pele a atrair e reter a hidratação. Quando for comprá-la, verifique se o produto é de origem 100% vegetal. (Eu jamais passaria gordura de boi no meu corpitcho! Além disso, as glicerinas de petróleo ou de origem animal podem até roubar a umidade da pele.)

★ **Estrela da receita:**
O sabão de castela é um sabão à base de óleos vegetais, tradicionalmente feito de azeite de oliva. Como ele tem uma infinidade de usos, recomendo ter uma boa quantidade desse item em casa. Você pode usá-lo como sabonete corporal, xampu, sabão para limpar os pincéis de maquiagem, para lavar roupa, como detergente de louça, para as mãos ou como limpador de uso geral. Tem mil e uma utilidades!

- Frasco com tampa

$\frac{1}{2}$ xícara de sabão de castela líquido sem fragrância
$\frac{1}{4}$ de xícara de glicerina vegetal líquida
3 colheres (sopa) de óleo de amêndoas doces (veja as observações da p. 90)

1. Misture o sabão de castela, a glicerina vegetal e o óleo de amêndoas doces no frasco. Agite delicadamente até que os componentes se misturem.

2. Antes de cada uso, agite o recipiente delicadamente a fim de misturar os componentes. Coloque uma pequena quantidade de sabonete na palma da mão ou numa toalhinha úmida, massageando a pele com movimentos circulares.

3. Enxágue com água morna e seque. Em seguida, passe hidratante.

4. Guarde no boxe do chuveiro por até 6 meses.

Spa em casa

Neste capítulo darei dicas de como você pode criar o seu próprio spa em casa. Separe seus produtos preferidos, acenda umas velas, coloque sua música preferida e se entregue a um ritual de beleza só seu. É ótimo para relaxar e se renovar de corpo e alma.

SABONETE AFRODITE

Hora de despertar sua sensualidade! Este sabonete maravilhoso, de aroma floral e rústico, é a pedida certa para se aproximar do seu lado feminino.

Ideal para:

♥ Todos os tipos de pele, principalmente ▲ seca

★ **Estrela da receita:**
O óleo essencial de patchuli tem uma fragrância rústica, irresistível e naturalmente almiscarada. Ele é extraído por meio de destilação a vapor das folhas da planta patchuli (*Pogostemon cablin*). Também pode ajudar a melhorar o aspecto da pele seca e cansada.

- Frasco com tampa

1 receita de Base de sabonete corporal (veja a receita da p. 84 e a Dica da p. 88)

10 gotas de óleo essencial de lavanda (veja a Estrela da receita da p. 87)

5 gotas de óleo essencial de sândalo

5 gotas de óleo essencial de jasmim (veja o aviso abaixo)

5 gotas de óleo essencial de laranja (veja a Estrela da receita da p. 138)

5 gotas de óleo essencial de patchuli

5 gotas de óleo essencial de ylang-ylang

1. Misture a base de sabão e os óleos essenciais de sândalo, jasmim, laranja, patchuli e ylang-ylang no frasco. Agite delicadamente até que os componentes se misturem bem.

2. Antes de cada uso, sacuda o recipiente delicadamente a fim de mesclar os componentes. Coloque uma pequena quantidade de sabonete na palma da mão ou numa toalhinha úmida, usando-a para massagear a pele com movimentos circulares.

3. Enxágue com água morna e seque. Em seguida, passe hidratante.

4. Guarde no boxe do chuveiro por até 6 meses.

VOCÊ SABIA?

O verdadeiro óleo essencial de sândalo é obtido pela destilação do sândalo indiano (*Santalum album*). Por ser muito procurado para a produção de perfumes e cosméticos, suas fontes são escassas. A melhor forma de preservá-lo é evitar o óleo essencial dessa espécie (ou usá-lo com parcimônia). Outros substitutos mais abundantes são o sândalo australiano (*Santalum spicatum*), o havaiano (*Santalum paniculatum*) e amyris (*Amyris balsamifera* ou sândalo caribenho).

Atenção: Não use óleo essencial de jasmim se estiver grávida ou com suspeita de gravidez.

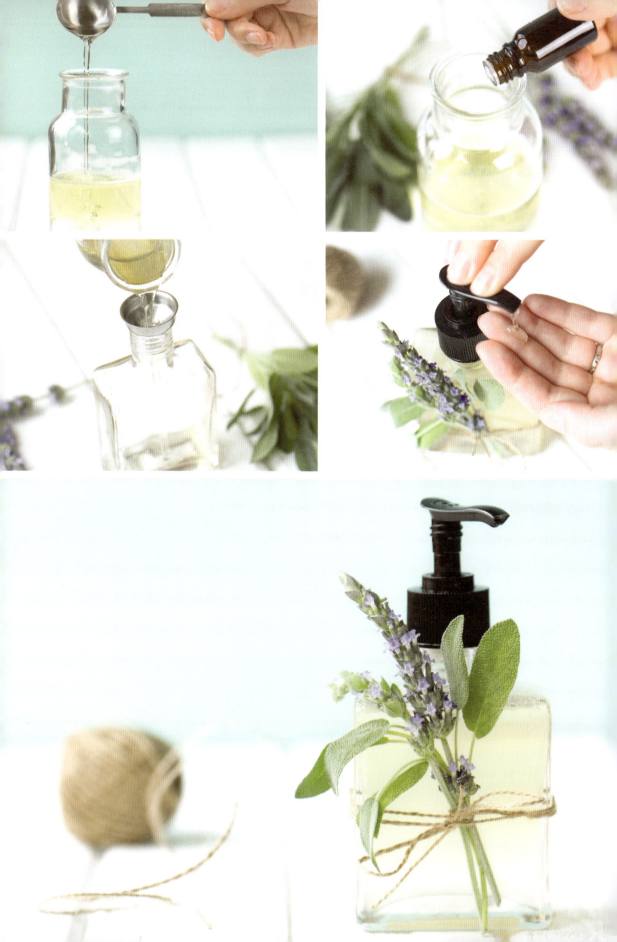

SABONETE ZEN

Precisando eliminar o estresse e entrar no modo zen? Este sabonete ajuda a trazer paz de espírito, um presente do sândalo, assim como do efeito calmante da lavanda e da sálvia esclareia.

Ideal para:

♥ Todos os tipos de pele

Dica: Sem tempo para fazer a Base de sabonete corporal? Substitua-a por 1 xícara mais ou menos cheia de sabão de castela líquido sem fragrância. Neutro e vegano, ele pode receber qualquer perfume.

★ **Estrela da receita:**
A lavanda tem efeito na diminuição da frequência cardíaca e da pressão arterial, fazendo o corpo relaxar. Assim, é possível ter uma boa noite de sono mais facilmente.

- *Frasco com tampa*
- *Funil pequeno*
- *Frasco com válvula tipo pump*

1 receita de Base de sabonete corporal (veja a receita da p. 84 e a Dica ao lado)

25 gotas de óleo essencial de sândalo (veja o Você sabia? da p. 85)

10 gotas de óleo essencial de lavanda

5 gotas de óleo essencial de sálvia esclareia (veja o aviso abaixo)

1. Misture a base de sabão e os óleos essenciais de sândalo, lavanda e sálvia esclareia no recipiente. Agite delicadamente até que os componentes se misturem bem. Com o auxílio do funil, passe-a para dentro do frasco definitivo (o de válvula tipo pump).

2. Antes de cada uso, sacuda o frasco para misturar os componentes. Coloque uma pequena quantidade de sabonete na palma da mão ou numa toalhinha úmida, usando-a para massagear a pele com movimentos circulares.

3. Enxágue com água morna e seque. Em seguida, passe hidratante.

4. Guarde no boxe do chuveiro por até 6 meses.

> ***Atenção:*** Não use sálvia nem sálvia esclareia de nenhum tipo caso esteja grávida ou amamentando, ou caso sofra de epilepsia.

SABONETE CORPORAL ANTIACNE

Ter acne é péssimo. E tenho dito. Hormônios, poros obstruídos e bactérias em excesso podem causar esses pontinhos feiosos – e não apenas no rosto. Mas este sabonete corporal vai ajudar você a dar adeus aos cravos e espinhas da cabeça aos pés.

Ideal para:

🩸 Pele oleosa/com tendência a acne

Dica: Está sem tempo para fazer a Base de sabonete corporal? Substitua-a por 1 xícara mais ou menos cheia de sabão de castela líquido sem fragrância. Neutro e vegano, ele pode receber qualquer perfume.

- Frasco com tampa

1 receita de Base de sabonete corporal (veja a receita da p. 84 e a Dica ao lado)

20 gotas de óleo essencial de camomila

10 gotas de óleo essencial de melaleuca (veja as observações da p. 56)

10 gotas de óleo essencial de limão-siciliano (veja a Estrela da receita da p. 46)

1. Misture a base de sabão e os óleos essenciais de camomila, melaleuca e limão-siciliano no frasco. Agite delicadamente até que os componentes se misturem bem.

2. Antes de cada uso, sacuda o recipiente a fim de mesclar os componentes. Coloque uma pequena quantidade de sabonete na palma da mão ou numa toalhinha úmida, usando-a para massagear a pele com movimentos circulares.

3. Enxágue com água morna e seque. Em seguida, passe hidratante.

4. Guarde no boxe do chuveiro por até 6 meses.

VOCÊ SABIA?

Calmante e de aroma adocicado, o óleo essencial de camomila romana é a melhor pedida para acalmar peles com tendência a acne. Essa é uma planta perene e de flores parecidas com margaridas. Delas se extrai o óleo essencial de propriedades anti-inflamatórias e antibacterianas potentes.

PRODUTOS PARA BANHO E PARA A PELE DO CORPO

ESCALDA-PÉS REFRESCANTE

É impressionante como um banho tépido, rico em sais minerais, pode fazer maravilhas pelos pés cansados e doloridos. Você pode amaciar e hidratar seus pezinhos calejados com esta imersão simples enquanto fica a par das fofocas das revistas (um prazer duvidoso!) ou encara uma maratona de sua série preferida.

Ideal para:

♥ Todos os tipos de pele

Dica: O óleo essencial de alecrim é poderoso contra fungos. Além disso, sua ação antibacteriana ajuda a manter os pés cheirosinhos.
Se quiser, junte uma pitada de alecrim seco e um ramo de hortelã fresca. Fica com um aroma divino.

★ Estrela da receita:
O sal de Epsom alivia o cansaço dos pés, enquanto o bicarbonato de sódio ajuda a eliminar e prevenir chulé. Os óleos essenciais de hortelã-pimenta e alecrim despertam os sentidos e ainda combatem as bactérias causadoras de mau cheiro.

- *Frasco de vidro com tampa*
- *Bacia ou balde com tamanho suficiente para acomodar os pés confortavelmente*

1 xícara de sal de Epsom
½ xícara de bicarbonato de sódio
15 gotas de óleo essencial de hortelã-pimenta
15 gotas de óleo essencial de alecrim (veja o aviso da p. 60)
Água quente

1. Numa tigela média, misture bem o sal de Epsom, o bicarbonato de sódio e os óleos essenciais de hortelã-pimenta e alecrim. Passe para o frasco.

2. Encha uma bacia com água quente. Junte ¼ de xícara da mistura e mexa até dissolvê-la. Deixe esfriar um pouco.

3. Teste a temperatura da água com o dedo para ver se está tépida, e não escaldante. Mergulhe os pés na água e deixe de molho de 15 a 30 minutos (ou mais, se preferir).

4. Seque os pés com uma toalha. Em seguida, passe o hidratante, ou óleos de jojoba ou de coco puros.

5. Mantenha o frasco em temperatura ambiente por até 6 meses.

VOCÊ SABIA?

O sal de Epsom não é igual ao de cozinha (cloreto de sódio). Ele é a forma cristalizada do sulfato de magnésio. Experimente adicioná-lo à água da banheira. É ótimo para relaxar músculos doloridos e esquecer os problemas.

ÓLEO DE FRUTAS E FLORES PARA MASSAGEM

Este óleo é excelente para quem faz e para quem recebe a massagem. Os ingredientes têm ação relaxante, curativa e hidratante. Além disso, deixam a fórmula com um perfume divino!

Ideal para:

♥ Todos os tipos de pele

Dica: A massoterapia melhora a imunidade, alivia o estresse, a ansiedade e a depressão, reduzindo ainda as dores de cabeça causadas por tensão e dores musculares. São motivos mais que suficientes para se jogar numa massagem com este óleo maravilhoso.

★ Estrela da receita:

O óleo de amêndoas doces é obtido pela prensagem de amêndoas do mesmo tipo que usamos para comer. (As amêndoas amargas são outra espécie e produzem um tipo diferente de óleo.) Esse ingrediente é riquíssimo em vitamina E (α-tocoferol) e óleos graxos essenciais. Um pouquinho de óleo de vitamina E ajuda a incrementar as superpropriedades do óleo de amêndoas, formando uma mistura que acalma, amacia e cura peles secas e cansadas.

- *Funil pequeno*
- *Frasco de vidro com tampa*

1 xícara de óleo de amêndoas doces
½ colher (chá) de óleo de vitamina E
40 gotas de óleo essencial de lavanda (veja a Estrela da receita da p. 87)
40 gotas de óleo essencial de grapefruit

1. Com o auxílio do funil, coloque no frasco os óleos de amêndoas doces e vitamina E, além dos óleos essenciais de lavanda e de grapefruit. Agite vigorosamente até misturar bem.

2. Aplique uma pequena quantidade do óleo na palma das mãos e esfregue-as para aquecer. Use-o para massagear a pele, reaplicando se for necessário.

3. Mantenha em temperatura ambiente por até 6 meses.

VOCÊ SABIA?

A amendoeira é cultivada há mais de 5 mil anos. Ela se adapta bem a lugares de clima quente e seco. Suas árvores dão flores e frutos. No miolo forma-se uma castanha, que é a amêndoa que consumimos. Os frutos são colhidos quando se abrem.

PRODUTOS PARA BANHO E PARA A PELE DO CORPO

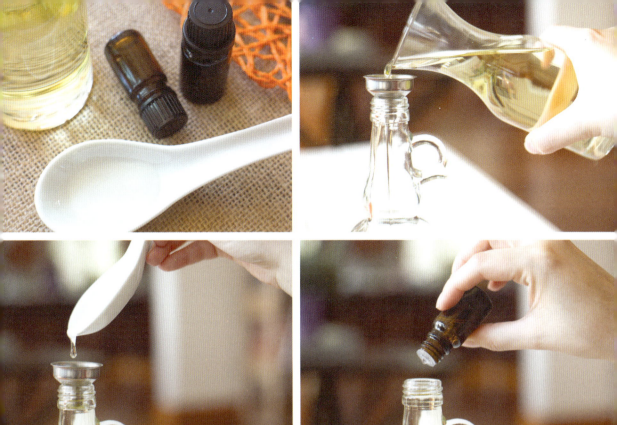
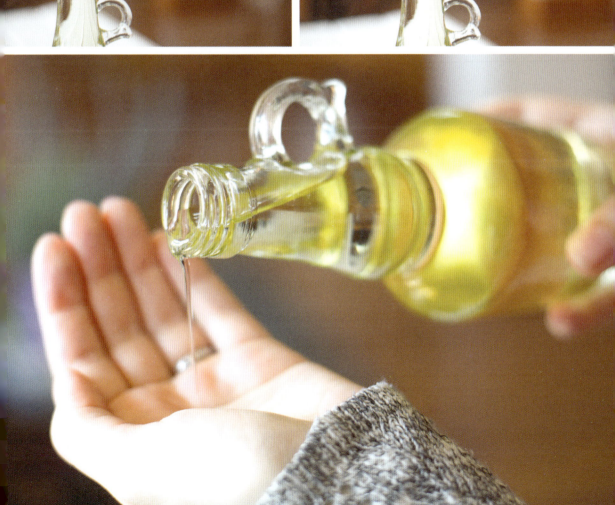

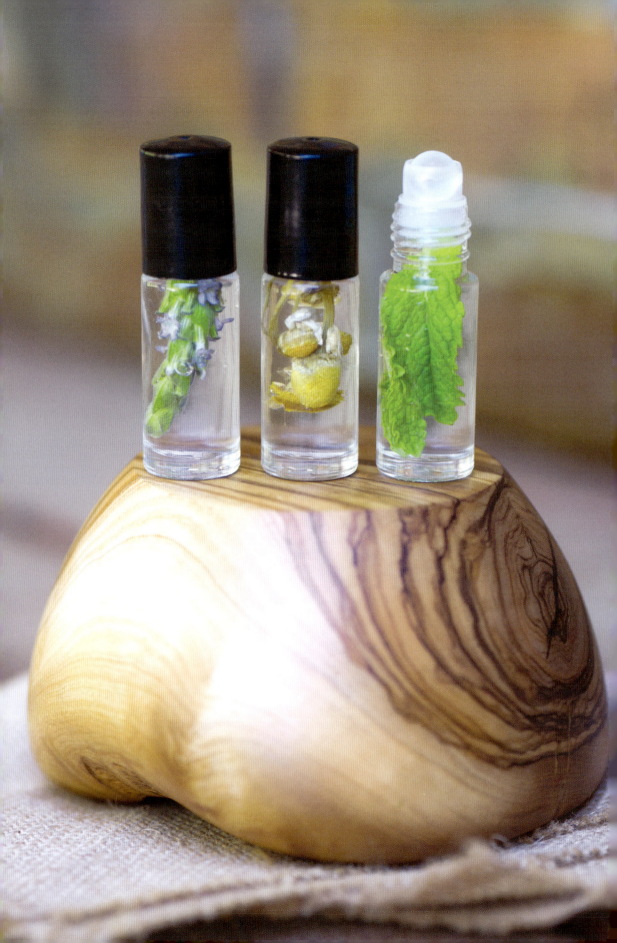

ÓLEO PARA DORES MUSCULARES

Exagerou no treino? Iniciou uma nova rotina de exercícios? Então são grandes as chances de você sair da academia com o corpo todo dolorido, principalmente no bumbum, abdômen e pernas. Sem ônus não há bônus, né? Aplique esta misturinha nas partes doloridas a fim de aliviá-las. Alguém topa mais uma partida de tênis?

Ideal para:

Músculos doloridos

Dica: Existem óleos essenciais de cravo-da-índia obtidos dos botões e das folhas da árvore. Nesta receita, você deve usar o óleo retirado dos botões, pois é ele que alivia dores.

★ **Estrela da receita:**
Extraído das folhas, o óleo essencial de gualtéria tem um perfume fresco e mentolado.
Ele alivia dores nos músculos e nas juntas, sendo utilizado também em aromaterapia – o terapeuta difunde o óleo no ar para facilitar o relaxamento e melhorar o humor do paciente. Assim como o óleo de gualtéria, o de camomila também ajuda a estimular o otimismo, atenuando sentimentos de tristeza, decepção e preguiça. Você pode inalar os aromas de ambos os óleos direto do frasco. Experimente de 8 a 10 inalações profundas nos momentos de estresse.

- *Frasco pequeno de vidro com roll-on*

2 colheres (sopa) de óleo de coco (veja as observações da p. 115)

10 gotas de óleo essencial de camomila

3 gotas de óleo essencial de gualtéria (veja o aviso abaixo)

3 gotas de óleo essencial de lavanda (veja a Estrela da receita da p. 87)

1 gota de óleo essencial de cravo-da-índia

Flores ou ervas (opcionais)

1. Coloque o óleo de coco numa tigelinha refratária de vidro. Leve ao micro-ondas em potência alta, pausando a cada 5 segundos para misturar, até que derreta e fique completamente homogêneo. (O tempo total depende da potência do aparelho.)

2. Junte os óleos essenciais de camomila, gualtéria, lavanda e cravo-da-índia. Misture bem. Deixe descansar até que esfrie ao toque. Despeje no frasco. Acrescente flores ou ervas (caso use).

3. Passe o roll-on de óleo nos músculos doloridos e massageie.

Atenção: Jamais faça ingestão de óleo essencial de gualtéria ou de qualquer outro tipo sem antes consultar um médico. Não use óleo essencial de cravo-da-índia nem de gualtéria se estiver grávida ou com suspeita de gravidez. Não aplique o óleo essencial de gualtéria diretamente na pele, pois pode causar irritações. Use-o em pequenas quantidades e dilua-o num óleo carreador, como azeite de oliva ou óleo de coco.

ESFOLIANTE CORPORAL DE BABOSA

Veja como é fácil incorporar a milagrosa babosa em sua rotina de beleza. Este esfoliante renova e nutre a pele. Faça um personalizado usando o seu óleo essencial preferido. Para esta receita, os que mais gosto são os óleos essenciais cítricos.

Ideal para:

♥ Todos os tipos de pele, principalmente ▲ seca, 🔴 oleosa/com tendência a acne

★ Estrela da receita:

A babosa (*Aloe vera*) é realmente uma planta milagrosa. Por conter cerca de 99% de água, é super-hidratante. Sabia que a pele absorve seu líquido mais rápido do que água? É rica em vitaminas, sais minerais, aminoácidos, enzimas e antissépticos naturais. Contém auxinas e giberelinas, fito-hormônios com propriedades anti-
-inflamatórias que ajudam a sarar feridas e atenuar a formação de cicatrizes.

- *Frasco com tampa*

1 xícara de sal marinho (veja as observações da p. 99)

2 colheres (sopa) de gel de babosa (veja a Dica da p. 40)

2 colheres (sopa) de azeite de oliva ou óleo de coco, jojoba, amêndoas doces ou semente de uva

10 a 15 gotas de óleo essencial de sua preferência

1. Numa tigela média, misture o sal marinho, o gel de babosa, o óleo de coco (ou outro) e os óleos essenciais. Passe para o frasco.

2. Com as mãos, massageie a pele em movimentos circulares, usando uma pequena quantidade do esfoliante.

3. Enxágue com água morna e seque com uma toalha. Em seguida, passe hidratante.

4. Guarde no boxe do chuveiro por até 6 meses.

VOCÊ SABIA?

Os antigos egípcios chamavam a babosa de "planta da imortalidade". Ela adora climas secos e se parece com um cacto, mas na verdade faz parte da família do lírio.

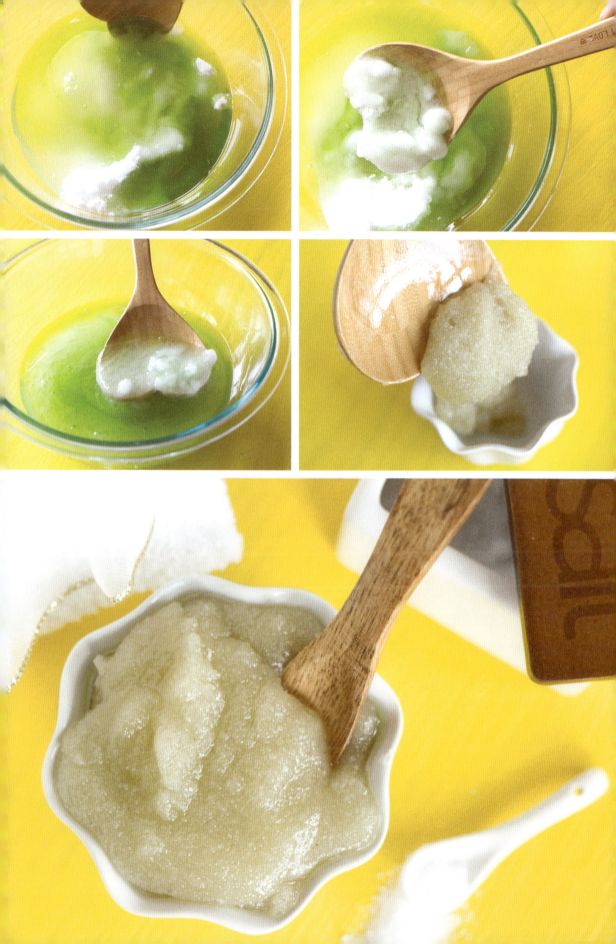

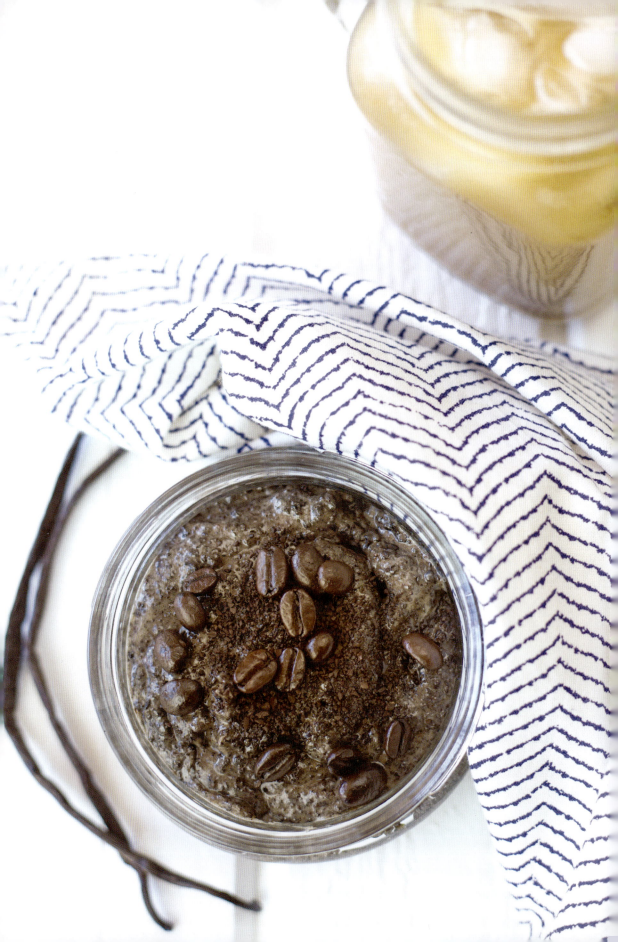

ESFOLIANTE CORPORAL DE CAFÉ E BAUNILHA

Café é a salvação da manhã, não é? Também é naturalmente anti-inflamatório e rico em antioxidantes, perfeito para dar aquela acordada na pele. Este esfoliante maravilhoso une as qualidades do café com a super-hidratação do óleo de coco, e melhor: é fácil de fazer com os ingredientes que você já tem na cozinha.

Ideal para:

♥ Todos os tipos de pele

Dica: O carvão de osso é usado no processamento de vários tipos de açúcar, principalmente o refinado, o mascavo e o de confeiteiro. Procure opções veganas de açúcar em lojas de produtos naturais. O açúcar de beterraba geralmente é adequado.

★ **Estrela da receita:**
A cafeína do café é rica em antioxidantes, que dão uma surra nos terríveis radicais livres e ajudam a evitar sinais de envelhecimento precoce, incluindo rugas, manchas causadas pelo sol e linhas finas. Ela também melhora a circulação da pele, reduz inchaços e inflamações.

- *Frasco com tampa*

½ xícara de óleo de coco (veja as observações da p. 115)
1 xícara de café moído na hora ou borras de café coado
1 xícara de açúcar refinado vegano
2 colheres (chá) de baunilha em pó (veja a Dica da p. 168)

1. Derreta o óleo de coco numa panelinha em fogo brando.

2. Numa tigela grande, misture-o ao café, ao açúcar e à baunilha. Passe para o frasco.

3. Pegue uma pequena quantidade do esfoliante e massageie a pele com as mãos, fazendo movimentos circulares.

4. Enxágue com água morna e seque com uma toalha. Em seguida, passe hidratante.

5. Guarde no boxe do chuveiro por até 2 meses.

VOCÊ SABIA?
A borra de café é um excelente esfoliante. Sua cafeína também ajuda a firmar e tonificar a pele, podendo até suavizar o aspecto da celulite. (Celulite, gente!)

PRODUTOS PARA BANHO E PARA A PELE DO CORPO

ESFOLIANTE CORPORAL DE AMÊNDOAS

Quando faço leite de amêndoas em casa (veja receita a seguir), sempre sobra o resíduo da polpa. Não gosto de jogá-lo fora. Como uma pessoa econômica e viciada em produtos de beleza que sou, claro que aproveito para fazer um cosmético caseiro. Este esfoliante é de preparo facílimo e tem um cheirinho maravilhoso! Ele manda embora a camada de células mortas, renova e ilumina a pele.

Ideal para:

♥ Todos os tipos de pele

Dica: Use amêndoas moídas com a pele. Assim, você garante a textura adequada para o esfoliante. A farinha de amêndoas, por outro lado, é feita com amêndoas sem pele, por isso é fina demais e tem pouca ação esfoliante. O melhor é usá-la em deliciosos bolos.

★ Estrela da receita:

O óleo de amêndoas doces é rico em nutrientes e antioxidantes, incluindo a vitamina E, excelente protetora da pele. Ela também age como conservante para o esfoliante, prolongando sua validade, e contém ácidos graxos essenciais, que conferem maciez e elasticidade, e proteínas que ajudam a regenerar a pele. A quantidade abundante de magnésio do óleo previne a pele dos efeitos do estresse e do envelhecimento, auxiliando o organismo a absorver cálcio e outros nutrientes úteis.

- *Pote com tampa*

- ¼ de xícara de resíduo do leite de amêndoas (veja o quadro abaixo) ou de amêndoas moídas (veja a Dica ao lado)
- ¼ de xícara de açúcar mascavo vegano (veja a Dica da p. 97)
- ¼ de xícara de óleo de amêndoas doces

1. Numa tigelinha, misture bem o resíduo de amêndoas, o açúcar e o óleo. Passe tudo para o pote.

2. Pegue uma pequena quantidade do esfoliante e massageie a pele com as mãos, fazendo movimentos circulares.

3. Enxágue com água morna e seque com uma toalha. Em seguida, passe hidratante.

4. Guarde no boxe do chuveiro por até 6 meses.

Leite de amêndoas caseiro

Fazer seu próprio leite de amêndoas é muito fácil: deixe 1 xícara de amêndoas cruas de molho em 4 xícaras de água de 12 a 24 horas. Escorra a água da demolha, enxágue as amêndoas em água fria e seque-as bem. Leve-as ao liquidificador com 4 xícaras de água e bata até formar um leite cremoso. Despeje a mistura em uma tigela forrada com um pano de algodão fino. Torça o pano para retirar todo o líquido. É a polpa que sobrar no tecido que vamos usar na receita deste esfoliante. O leite é próprio para consumo e dura até 1 semana na geladeira.

ESFOLIANTE CORPORAL DE SAL MARINHO

Quer uma pele renovada? Este esfoliante simples, à base de sal marinho e um óleo essencial (à sua escolha), retira a camada de células mortas da tez, dando-lhe um aspecto revigorado e mais jovem.

Ideal para:

♥ Todos os tipos de pele

Dica: O sal marinho não é bom apenas no esfoliante, não. Use-o na comida também. Ele contém 82 sais minerais e oligoelementos necessários para o organismo, incluindo sódio, potássio, cálcio, magnésio, cloro, ferro, cobre e zinco.

- *Liquidificador (opcional)*
- *Pote com tampa*

1 **xícara de sal marinho fino**
½ **xícara de óleo de semente de uva (veja as observações da p. 82)**
40 **gotas do óleo essencial de sua preferência**

1. No liquidificador, bata o sal, o óleo de semente de uva e o óleo essencial até formar uma mistura homogênea. (Também dá para misturar os itens numa tigela com o auxílio de um fouet.) Passe para o pote.

2. Pegue uma pequena quantidade do esfoliante e massageie a pele com as mãos, fazendo movimentos circulares.

3. Enxágue com água morna e seque com uma toalha. Em seguida, passe hidratante.

4. Guarde no boxe do chuveiro por até 6 meses.

VOCÊ SABIA?

O sal marinho é extraído de áreas costeiras e ao redor de lagoas de água salgada. Há várias empresas famosas que o extraem do mar Mediterrâneo, do oceano Atlântico e do Mar do Norte. Ao contrário do refinado, o sal marinho passa por um mínimo de processamento. É por isso que apresenta umidade natural e uma série de sais minerais.

ESFOLIANTE CORPORAL DE LINHAÇA

Gente, vamos falar da linhaça: É. Uma. Coisa. Maravilhosa. Ponto. Final. Sério, ela é rica em ácidos graxos, que aumentam a produção do óleo natural do organismo e ajudam a manter a pele jovem e macia. Também é cheia de antioxidantes (inimigos das rugas!) e auxilia a minimizar inflamações. Se você tem acne, rosácea, dermatite ou psoríase, aposte sem erro neste esfoliante.

Ideal para:

♥ Todos os tipos de pele, principalmente ▲ seca, 🔴 oleosa/com tendência a acne e ◆ sensível

Dica: Você pode moer as sementes de linhaça ou reaproveitá-las de outras receitas.

★ Estrela da receita:

As propriedades antioxidantes e anti-inflamatórias da linhaça se devem a compostos vegetais chamados linhanos. As sementes são ricas em fibras, manganês, vitamina B1 e ácido α-linolênico (ALA), um ácido graxo essencial de ômega-3. Segundo as pesquisas, o consumo de linhaça pode ajudar a reduzir o risco de desenvolver diabetes, câncer e doenças cardiovasculares.

- Liquidificador (opcional)
- 2 colheres (sopa) de azeite de oliva, óleo de amêndoas doces, de coco ou de jojoba
- 1 colher (sopa) de linhaça moída
- 2 colheres (chá) de açúcar mascavo vegano (veja a Dica da p. 97)

1. No liquidificador, bata o azeite de oliva, a linhaça e o açúcar até formar um creme liso. (Também dá para mesclar os itens numa tigela com o auxílio de um fouet.)
2. Pegue uma pequena quantidade do esfoliante e massageie a pele com as mãos, fazendo movimentos circulares.
3. Enxágue com água morna e seque com uma toalha.

VOCÊ SABIA?

A linhaça é a semente do pé de linho, um dos cultivos mais antigos do mundo, usado na produção do tecido linho. Os primeiros a cultivá-lo foram os babilônios, por volta do ano 3.000 a.C., mas as civilizações do Antigo Egito e da China também o plantavam. O rei Carlos Magno, que governou parte considerável da Europa Ocidental nos séculos 8 e 9, criou leis para garantir o consumo da semente pelos seus súditos.

MANTEIGA CORPORAL FÁCIL

Esta receita é muito simples, mas tão boa, tão boa, que recomendo fazer uma batelada dela. E pura é excelente, só que fica melhor ainda com uma mistura especial de óleos essenciais. Dessa forma, fica adequada para cada estado de espírito.

Ideal para:

♥ Todos os tipos de pele

Dica: Se não tiver ou não quiser usar o mixer de mão, bata os ingredientes no liquidificador.

★ **Estrela da receita:**
A pele absorve a umidade do óleo de coco. Esse produto maravilhoso é supernutritivo, além de conter antioxidantes de ação anti-inflamatória e propriedades antibacterianas e antifúngicas.

- *Mixer de mão*
- *Pote grande de vidro com tampa*

1 **xícara de manteiga de cacau ralada (veja a Dica da p. 56)**
1 **xícara de óleo de coco**
Óleo essencial de sua preferência (opcional) (veja no box da p. 107)

1. Coloque a manteiga de cacau numa tigela média refratária de metal ou de vidro (veja a Dica da p. 56). Ponha 4 cm de água numa panela média, leve ao fogo e deixe levantar fervura. Apoie a tigela sobre a panela, tomando cuidado para que o fundo não encoste na água. Aqueça de 5 a 10 minutos, mexendo sempre ou até a manteiga de cacau derreter e ficar lisa.

2. Acrescente o óleo de coco e siga mexendo para derretê-lo. Retire a tigela do fogo. Leve à geladeira por 30 minutos até que a mistura firme um pouco, mas continue com uma consistência que dê para bater.

3. Usando o mixer de mão, bata em velocidade alta por 10 minutos, a fim de alcançar um ponto em que fique fofinha. Acrescente o óleo essencial (caso use). Passe para o pote.

4. Pegue uma pequena quantidade de manteiga corporal e massageie a pele com as mãos, especialmente as áreas mais ressecadas.

5. Mantenha em temperatura ambiente por até 6 meses.

VOCÊ SABIA?

O óleo de coco é um excelente removedor natural de maquiagem. Experimente usá-lo à noite: ele retira até mesmo rímel à prova d'água. Seu rosto agradece!

PRODUTOS PARA BANHO E PARA A PELE DO CORPO **101**

MANTEIGA CORPORAL DE CHOCOLATE E LARANJA

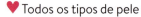

Esta manteiga nutre a pele, deixando-a fresca, renovada e radiante, além de linda e saudável da cabeça aos pés. De quebra, você vai ficar com um aroma tão docinho e gostoso que seu amor vai querer morder!

Ideal para:

♥ Todos os tipos de pele

Dica: Os óleos essenciais são superversáteis. Inale o aroma do de laranja diretamente do frasco, ou junte de 8 a 10 gotas à água morna da banheira. Ele ajuda a desintoxicar o organismo e a fortalecer as funções linfática e do sistema imunológico. Você também pode pingar algumas gotas no difusor para que o aroma se espalhe pela casa.

- Mixer
- Pote de vidro com tampa

½ xícara de manteiga de cacau ralada (veja a Dica da p. 56)

¾ de xícara de óleo de coco (veja as observações da p. 115)

1 colher (sopa) de óleo de vitamina E (veja o Você sabia? da p. 152)

1½ colher (chá) de óleo de amêndoas doces (veja as observações da p. 90)

50 gotas de óleo essencial de laranja

1. Coloque a manteiga de cacau e o óleo de coco numa tigela média refratária de metal ou de vidro (veja a Dica da p. 56). Ponha 4 cm de água numa panela média, leve ao fogo e deixe levantar fervura. Apoie a tigela sobre a panela, tomando cuidado para que o fundo não encoste na água. Aqueça, mexendo de 5 a 10 minutos ou até a mistura derreter e ficar homogênea.

2. Acrescente os óleos de vitamina E e de amêndoas doces. Retire a tigela do fogo. Deixe esfriar em temperatura ambiente. Leve à geladeira por 30 minutos para firmar um pouco, mas de modo que continue com uma consistência que dê para bater.

3. Usando o mixer, bata em velocidade alta por 10 minutos, a fim de alcançar um ponto em que fique fofinha. Junte o óleo essencial de laranja no finalzinho. Passe para o pote.

4. Pegue uma pequena quantidade de manteiga corporal e massageie a pele com as mãos, especialmente as áreas mais ressecadas.

5. Mantenha em temperatura ambiente por até 6 meses.

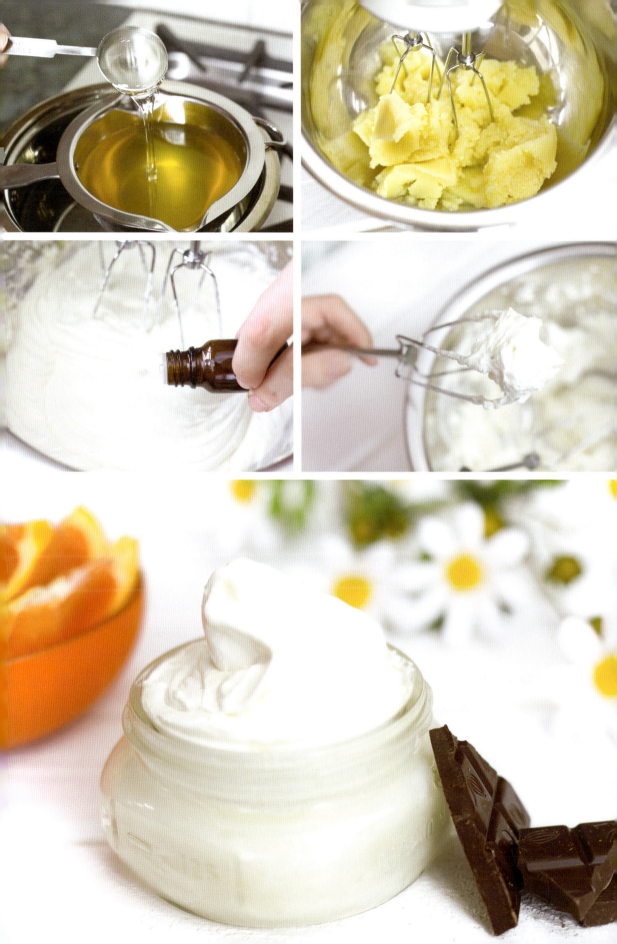

LOÇÃO BEIJINHOS DE UNICÓRNIO

Que tal deixar aflorar o seu lado unicórnio? Se joga no glitter! Com esta loção, você vai virar um ser reluzente. Embora seja adequada para todos os tipos de pele, pode causar irritação em quem tem um perfil sensível. Se é o seu caso, não use os óleos essenciais ou troque-os pelos de lavanda ou camomila, ambos de efeito calmante.

Ideal para:

♥ Todos os tipos de pele

Dica: Mica é o nome dado para minerais que se formam em camadas. Triturada, ela forma um pó fino, transparente e brilhante, que reflete a luz. Se quiser um tom diferente, use mica prateada, bronze ou acobreada, em vez de dourada.

★ Estrela da receita:
O aroma do óleo essencial de limão-siciliano ajuda a eliminar a fadiga mental, a reduzir os níveis de ansiedade, a aumentar o estado de atenção e otimismo. Inale profundamente esse óleo direto do frasco de 8 a 10 vezes a fim de recompor o humor, ou pingue algumas gotas no difusor elétrico para perfumar o ambiente. Trata-se de uma essência cítrica, calmante e energizante.

- *Pote de vidro com tampa*
- 1 xícara de Manteiga corporal fácil sem fragrância (veja receita na p. 101)
- 1 colher (chá) de pó de mica dourada
- 40 gotas de óleo essencial de laranja (veja a Estrela da receita da p. 138)
- 30 gotas de óleo essencial de limão-siciliano
- 15 gotas de óleo essencial de hortelã-pimenta (veja o Você sabia? da p. 176)

1. Numa tigela média, bata a manteiga, o pó de mica e os óleos essenciais de laranja, limão-siciliano e hortelã-pimenta, até formar uma mistura homogênea. Passe para o pote.
2. Pegue uma pequena quantidade da loção e massageie a pele com as mãos nas áreas que deseja iluminar.
3. Mantenha em temperatura ambiente por até 6 meses.

VOCÊ SABIA?

O óleo essencial de limão-siciliano é um adstringente natural. Remove células mortas e ilumina a pele cansada. Também tem propriedades antissépticas, e é ótimo para tratar espinhas e controlar a oleosidade da pele.

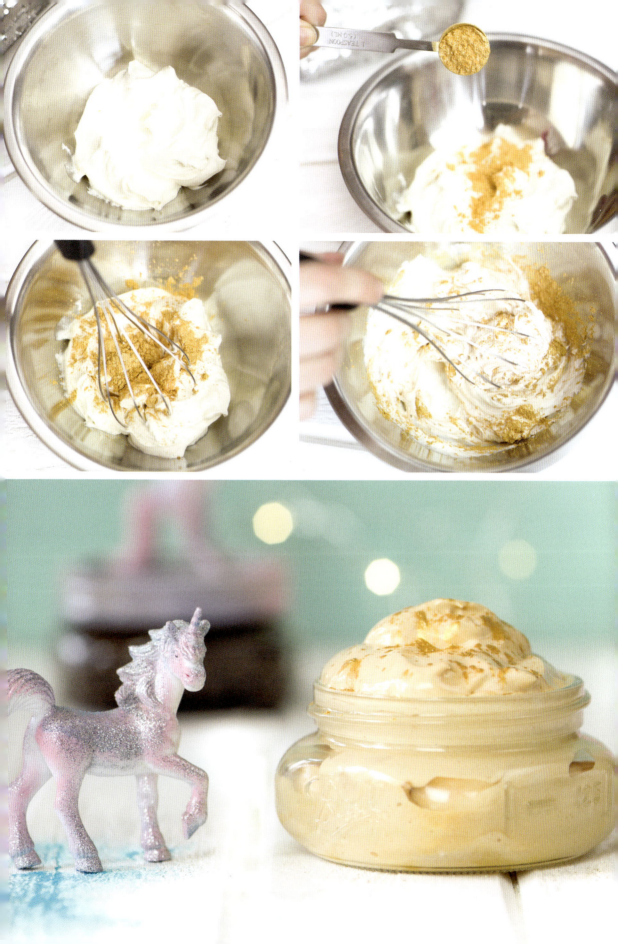

GEL ILUMINADOR

Realce sua beleza com este gel. Ele garante uma pele reluzente e fornece um brilho irresistível. (Psiu! Sabe o bonitinho que você viu na loja? Garanta a atenção do gato com este produto! #denada)

Ideal para:

♥ Todos os tipos de pele

★ **Estrela da receita:**
O gel de babosa é a polpa gelatinosa encontrada dentro das folhas da planta. Rico em glicoproteínas e polissacarídeos, ajuda a reduzir inflamações na pele, a aliviar dores e a estimular o crescimento celular. É excelente para cicatrizar feridas de menor gravidade.

- *Pote de vidro com tampa*

1 xícara de gel de babosa (veja a Dica da p. 40)
Pó de mica dourada (veja a Dica da p. 104)

1. Numa tigelinha, misture o gel de babosa com o pó de mica em quantidade suficiente para dar o efeito de brilho desejado. Passe para o pote.
2. Pegue uma pequena quantidade da loção e massageie a pele com as mãos nas áreas que deseja destacar.
3. Mantenha em temperatura ambiente por até 6 meses.

VOCÊ SABIA?

Os antigos egípcios chamavam a babosa de "planta da imortalidade". Ela adora climas secos e se parece com um cacto, mas na verdade faz parte da família do lírio.

PRODUTOS PARA BANHO E PARA A PELE DO CORPO

USE OS AROMAS A SEU FAVOR

A Manteiga corporal fácil (p. 101) é a base perfeita para você usar blends de óleos que melhoram o bem-estar mental. Pergunte-se: "como quero me sentir hoje?".

Concentrado: 45 gotas de óleo essencial de hortelã-pimenta (melhora a clareza mental e aumenta a concentração) + 40 gotas de óleo essencial de laranja silvestre (ajuda a animar e alegrar).

Motivado: 20 gotas de óleo essencial de limão-siciliano (refrescante e purificante) + 20 gotas de óleo essencial de laranja silvestre (aumenta o ânimo e a sensação de felicidade) + 20 gotas de óleo essencial de limão (revigorante) + 20 gotas de óleo essencial de grapefruit (toranja) (refrescante e revigorante).

Energizado: 60 gotas de óleo essencial de grapefruit (refrescante e revigorante) + 15 gotas de óleo essencial de hortelã-pimenta (aumenta a clareza mental e melhora a concentração) + 10 gotas de óleo essencial de gualtéria (estimulante; veja o aviso da p. 93).

Calmo: 50 gotas de óleo essencial de lavanda (calmante e relaxante) + 20 gotas de óleo essencial de capim-vetiver (rústico, quente e calmante) + 10 gotas de óleo essencial de sândalo (calmante, aumenta a clareza mental).

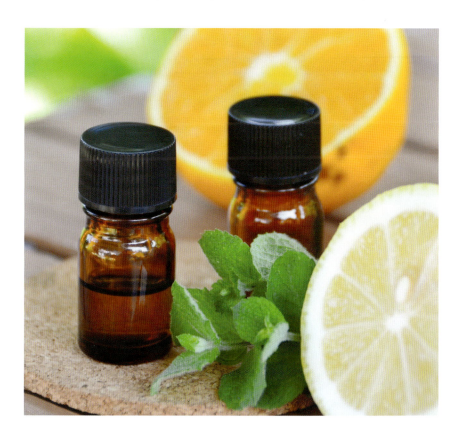

PRODUTOS PARA BANHO E PARA A PELE DO CORPO

LOÇÃO RELAXANTE DE CAMOMILA E LAVANDA

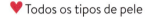

Use esta receitinha na hora de dormir. Comece com um banho de água quente. Junte 8 a 10 gotas de óleo essencial de lavanda (ou seu óleo relaxante preferido). Fique um bom tempo em imersão. Ao sair, seque-se com a toalha e aplique esta loção no corpo todo. Tenha lindos sonhos!

Ideal para:
♥ Todos os tipos de pele

Dica: Assim como a lavanda, a camomila romana é a melhor pedida para curar estresse e ansiedade. Seu óleo essencial também ajuda a aliviar sofrimento e hipersensibilidade emocional.

★ **Estrela da receita:**
A camomila romana tem propriedades anti-inflamatórias, que auxiliam a atenuar vermelhidão e inflamações na pele causadas por uma série de doenças, incluindo eczema. Seu óleo essencial também mata bactérias, fungos e vírus.

- Pote de vidro com tampa
- 1 xícara de Manteiga corporal fácil sem fragrância (veja receita na p. 101)
- 10 gotas de óleo essencial de lavanda (veja a Estrela da receita da p. 87)
- 10 gotas de óleo essencial de camomila romana

1. Numa tigelinha, misture a manteiga e os óleos essenciais de lavanda e camomila. Passe para o pote.
2. Com as mãos, use uma pequena quantidade de loção para massagear o corpo todo.
3. Mantenha em temperatura ambiente por até 6 meses.

VOCÊ SABIA?
A camomila romana é nativa da Irlanda do Norte e do noroeste da Europa. Suas flores parecem margaridinhas e têm aroma parecido com o de maçã.

PERFUME ME LEVE COM VOCÊ

Com esta receita, você pode criar uma fragrância pessoal com a sua cara. Ela pode ajudá-la a se lembrar de pessoas e lugares queridos, e de quebra ainda deixar um cheirinho maravilhoso. É tudo de bom!

Ideal para:

♥ Todos os tipos de pele

Dica: Esta receita funciona bem com qualquer óleo carreador. Experimente à vontade.

- *Frasco de vidro com válvula de spray*
- 2 colheres (sopa) de óleo de jojoba, semente de uva ou amêndoas doces
- 60 a 75 gotas de óleo essencial de sua preferência (veja no box abaixo)

1. Coloque o óleo de jojoba e os óleos essenciais no frasco. Agite vigorosamente para misturar.
2. Antes de cada uso, sacuda o recipiente delicadamente a fim de mesclar os componentes.
3. Pulverize o perfume em pontos com pulsação, como os pulsos e o pescoço.
4. Mantenha em temperatura ambiente por até 6 meses.

Sugestões de fragrâncias

Estes são meus perfumes de óleo preferidos. Depois de dominar o preparo, use a criatividade! Crie a combinação ideal para a sua personalidade:

Bosque místico: 45 gotas de óleo essencial de cedro + 15 gotas de óleo essencial de zimbro + 5 gotas de óleo essencial de ylang-ylang. *Atenção:* não use óleo essencial de cedro nem de zimbro se estiver grávida ou com suspeita de gravidez.

Cupcake no frasquinho: 35 gotas de absoluto de baunilha (ou extrato puro de baunilha) + 20 gotas de óleo essencial de cacau (ou uma quantidade menor de gotas de absoluto de cacau; guie-se pelo olfato) + 5 gotas de óleo essencial de ylang-ylang.

VOCÊ SABIA?

Nosso olfato anda lado a lado com a memória. Temos a tendência natural a preferir fragrâncias que nos façam lembrar de pessoas e lugares queridos, bem como aromas que tragam uma sensação de bem-estar.

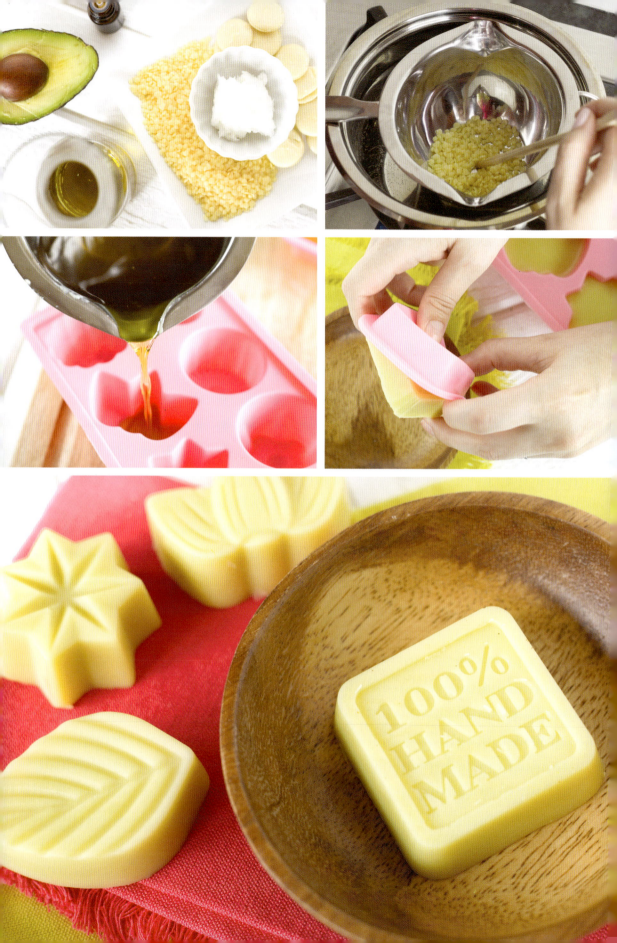

HIDRATANTE EM BARRA

Eu adoro estas barras de hidratante vegano. Vá por mim: se joga! De preparo fácil e barato, são totalmente naturais, à base de ingredientes superemolientes. Sem aditivos, levam apenas manteigas, ceras e óleos maravilhosos para a pele. De quebra, são ótimas para levar na bolsa ou em viagens: basta colocá-las em latinhas e, depois, na bolsa.

Ideal para:

♥ Todos os tipos de pele

Dica: A cera de candelila é a alternativa vegana perfeita para a cera de abelha no uso em cremes, loções e outros cosméticos. Consulte o box abaixo para saber mais sobre os maravilhosos insetos que chamamos de abelhas.

★ Estrela da receita:

O óleo de abacate merece mais atenção. Rico em nutrientes, contém vitaminas e sais minerais antioxidantes, grandes amigos da pele. Promove, ainda, o aumento de colágeno, que ajuda a manter a pele firme, macia e sem rugas (ou com poucas delas). Também auxilia a tez a reter umidade, deixando-a flexível e trazendo alívio para o ressecamento e a coceira. O óleo de abacate trata naturalmente de doenças de pele como eczema e psoríase, além de acelerar a cicatrização de ferimentos, queimaduras e assaduras.

- Fôrmas de silicone ou de cupcake

3 colheres (sopa) de manteiga de cacau ralada (veja a Dica na p. 56)

3 colheres (sopa) de cera de candelila

$1/3$ de xícara de óleo de abacate

3 colheres (sopa) de manteiga de karité (veja o aviso da p. 159)

60 gotas de óleo essencial de sua preferência

1. Misture a manteiga de cacau e a cera numa tigela média refratária de metal ou de vidro (veja a Dica da p. 56). Ponha 4 cm de água numa panelinha, leve ao fogo e deixe levantar fervura. Apoie a tigela sobre a panela, tomando cuidado para que o fundo não encoste na água. Aqueça, mexendo de 5 a 10 minutos ou até a cera derreter e ficar lisa.

2. Misture o óleo de abacate e a manteiga de karité, em busca de um aspecto liso e homogêneo. Retire a tigela do fogo. Junte os óleos essenciais e mexa até ter uma mistura única.

3. Despeje nas fôrmas de silicone. Deixe esfriar em temperatura ambiente por 1 hora para firmar. Em seguida, desenforme as barrinhas.

4. Esfregue uma delas na pele, dando atenção especial às áreas ressecadas.

5. Guarde em ambiente fresco e escuro, ou na geladeira, por até 6 meses.

Abelhinhas campeãs

Abelhas: que criaturas incríveis e complexas elas são! Uma colmeia congrega dezenas de milhares de abelhas. São regidas pela rainha, que pode viver até sete anos, sendo que cada zangão e cada operária têm suas respectivas missões de vida para cumprir. Infelizmente, as abelhas têm sido dizimadas por causa do uso de pesticidas. Para obter mais informações, visite o site da Peta (www.peta.org) e leia a respeito da indústria de produção de mel.

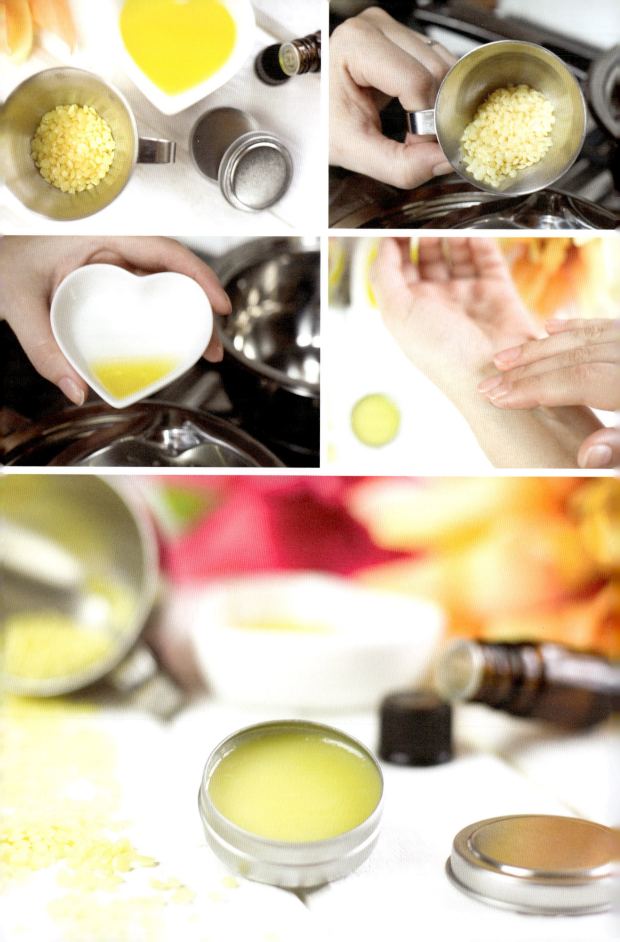

PERFUME SÓLIDO DE JOJOBA

Você sabia que vários perfumes industrializados contêm ingredientes horríveis de origem animal, como vômito de baleia (âmbar-gris) e líquidos glandulares de animais (civeta e castóreo)? Além de manter distância dessas nojeiras, outro benefício da fabricação caseira de perfumes é poder criar fragrâncias próprias e personalizadas, capazes de traduzir aquele seu *je ne sais quoi*. Além de serem de preparo facílimo, estes perfumes são boas opções de presente.

Ideal para:

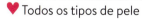 Todos os tipos de pele

Dica: Com tantas opções de blends exclusivos de óleos, você pode criar perfumes ideais pra cada estado de espírito e momento do dia. Duas combinações bem simples que valem a pena experimentar: hortelã-pimenta com grapefruit ou lavanda com laranja.

★ Estrela da receita:

O óleo de jojoba é hidratante e hipoalergênico. Além disso, mata bactérias, vírus e fungos. Também ajuda a aliviar dores e a reduzir inflamação. A jojoba contém vitamina E — que tem propriedades curativas para a pele — e ácidos graxos essenciais ômega-6 e ômega-9, que deixam a tez superfeliz.

- Latinha ou tubo para protetor labial
- 2 colheres (chá) de cera de candelila
- 2 colheres (chá) de óleo de jojoba
- 40 a 50 gotas de óleo essencial de sua preferência

1. Coloque a cera de candelila numa tigelinha refratária de vidro ou de metal (veja a Dica da p. 56). Coloque 4 cm de água numa panelinha, leve ao fogo e deixe levantar fervura. Apoie a tigela sobre a panela, tomando cuidado para que o fundo não encoste na água. Aqueça de 5 a 10 minutos, mexendo sempre ou até a cera derreter e ficar lisa.
2. Junte o óleo de jojoba. Mantenha o movimento por 2 minutos para mesclar bem. Pingue as gotas de óleo essencial. Despeje a mistura imediatamente na latinha ou no tubo de protetor labial. Deixe esfriar para solidificar.
3. Esfregue o perfume em pontos com pulsação, como os pulsos e o pescoço.
4. Guarde em temperatura ambiente por até 1 ano.

VOCÊ SABIA?

A cera de candelila é produzida com o revestimento natural da planta *Euphorbia cerifera*, típica do México e da região sudoeste dos Estados Unidos. O revestimento ceroso dos talos ajuda a planta a se manter hidratada no clima quente e seco. E funciona da mesma forma na pele, auxiliando-a na retenção de umidade.

PERFUME DE FLORES, FRUTAS E BAUNILHA

Quando vou escolher um perfume, nunca consigo me decidir se quero uma fragrância adocicada ou floral. A solução? Unir as duas coisas nesta receita bafônica! O sucesso é garantido.

Ideal para:

♥ Todos os tipos de pele

Dica: Use óleo essencial de bergamota para ajudar a aliviar a tristeza e casos leves de depressão. Ele melhora o humor ao estimular o fluxo sanguíneo no organismo. Os flavonoides do óleo de bergamota também auxiliam a aumentar a atividade de dois neurotransmissores da felicidade: dopamina e serotonina. Isso reduz a ansiedade e a tensão, contribuindo para o relaxamento.

- *Frasco de vidro escuro com válvula de spray*

¼ de xícara de extrato puro de baunilha

1 colher (chá) de hamamélis (veja a Estrela da receita da p. 176)

1 colher (chá) de glicerina vegetal líquida (veja a Dica da p. 84)

6 gotas de óleo essencial de lavanda (veja a Estrela da receita da p. 87)

5 gotas de óleo essencial de limão-siciliano (veja a Estrela da receita da p. 46)

5 gotas de óleo essencial de bergamota (veja o aviso da p. 35)

1. Coloque o extrato de baunilha, o hamamélis, a glicerina vegetal e os óleos essenciais de lavanda, limão-siciliano e bergamota no frasco. Agite vigorosamente para misturar.

2. Antes de cada uso, sacuda o frasco delicadamente a fim de mesclar os componentes.

3. Pulverize o perfume em pontos com pulsação, como os pulsos e o pescoço.

4. Guarde em temperatura ambiente, em local fresco e escuro por até 6 meses.

VOCÊ SABIA?

A bergamota é uma fruta cítrica, e seu óleo essencial é extraído da casca. O aroma cítrico do chá Earl Grey vem do óleo essencial de bergamota.

CREME PREVENTIVO DE ESTRIAS

Durante as minhas gestações, levei a sério a prevenção de estrias. Mas elas também podem ser resultado da perda ou do ganho de peso, então esta receita não é exclusiva para as grávidas. Esta receita pode servir como um ótimo hidratante para uso após o banho.

Ideal para:

♥ Todos os tipos de pele

Dica: Se você estiver grávida e com alguma dificuldade, peça ajuda para esfregar o creme nas partes que não alcançar. Ou fica para você massagear a barriga quando bater vontade.

★ **Estrela da receita:**
Quando consumido com regularidade, o óleo de coco confere à pele um tom uniforme e reduz o tamanho dos poros. Ele também melhora a imunidade e os níveis de energia do organismo. O óleo de coco contém ácidos graxos importantes (ácidos cáprico, caprílico e láurico), com propriedades desinfetantes e antimicrobianas. Eles protegem a pele contra infecções. O coco ainda possui uma pequena quantidade da vitamina E, antioxidante, que auxilia na proteção contra os danos causados pelos radicais livres.

- *Mixer de mão*
- *Pote pequeno de vidro com tampa*

2 colheres (sopa) de manteiga de karité (veja o aviso da p. 159) ou de manteiga de cacau ralada (veja a Dica da p. 56)

2 colheres (sopa) de óleo de coco

1 colher (sopa) de óleo de vitamina E (veja o Você sabia? da p. 152)

4 gotas de óleo essencial de lavanda (veja a Estrela da receita da p. 87)

1. Coloque a manteiga e o óleo de coco numa tigelinha refratária de metal ou de vidro (veja a Dica da p. 56). Ponha 4 cm de água numa panelinha, leve ao fogo e deixe levantar fervura. Apoie a tigela sobre a panela, tomando cuidado para que o fundo não encoste na água. Aqueça, mexendo de 5 a 10 minutos ou até a mistura derreter e ficar homogênea.

2. Retire a tigela do fogo. Acrescente os outros óleos, mexendo bem.

3. Usando o mixer de mão, bata a mistura em velocidade alta por 5 minutos, para ficar cremosa. Passe para o pote.

4. Com as mãos, massageie uma pequena quantidade de creme nas áreas de maior tendência a estrias, como coxas, bumbum e abdômen.

5. Mantenha em temperatura ambiente por até 6 meses.

VOCÊ SABIA?

O óleo de coco contém gorduras saturadas compostas de ácidos graxos de cadeia média (conhecidos como triglicérides). Apesar da má fama, essas gorduras fazem bem à saúde e ainda deixam a pele macia e hidratada.

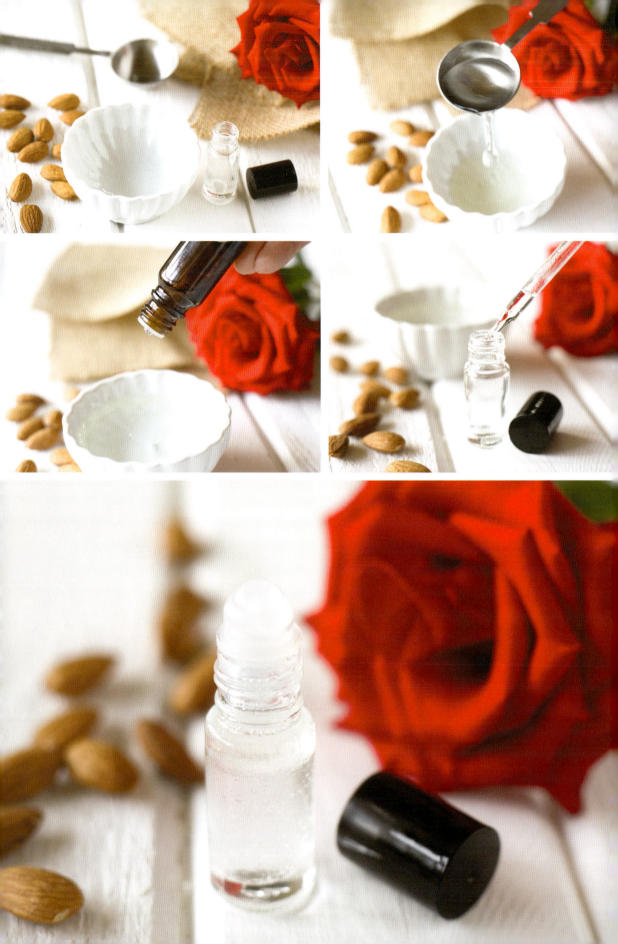

PERFUME ESPECIALMENTE PARA VOCÊ

Nada melhor do que criar uma fragrância personalizada. Você economiza um dinheirinho e tem a sensação mais que prazerosa de inventar uma coisa muito boa — como um feiticeiro!

Ideal para:

♥ Todos os tipos de pele

Dica: Use um frasco bem lindo para guardar o perfume. Fragrâncias caseiras são ótimas opções de presente.

- *Frasco pequeno de vidro com roll-on*
- 1 colher (sopa) de óleo de jojoba ou de amêndoas doces
- 1 colher (sopa) de álcool de cereais de alto teor (por exemplo, vodca)
- Blend de óleos essenciais (veja no box a seguir)
- 2 colheres (sopa) de água filtrada

1. Numa tigelinha, misture os óleos de jojoba, o álcool e o blend de óleos essenciais. Despeje no frasco. Deixe descansar por 48 horas (ou mais, caso prefira uma fragrância mais forte).

2. Junte água e agite bem para mesclar os componentes novamente. Antes de cada uso, sacuda o frasco delicadamente a fim de misturar os itens.

3. Passe o perfume em pontos com pulsação, como os pulsos e o pescoço.

4. Mantenha em temperatura ambiente por até 6 meses.

Melhores fragrâncias para começar

Você pode aromatizar seu perfume caseiro com os óleos essenciais que quiser. Estes são meus blends preferidos:

Rústica & serena: 50 gotas de óleo essencial de laranja + 10 gotas de óleo essencial de cedro + 10 gotas de óleo essencial de alecrim. *Atenção:* não use óleo essencial de cedro nem de alecrim se estiver grávida ou com suspeita de gravidez.

Sexy & feminina: 30 gotas de óleo essencial de bergamota + 25 gotas de óleo essencial de jasmim + 20 gotas de óleo essencial de sândalo + 5 gotas de óleo essencial de rosa. Não use óleo essencial de bergamota, de jasmim nem de rosa se estiver grávida ou com suspeita de gravidez.

Floral & romântica: 40 gotas de óleo essencial de palmarosa + 20 gotas de jacarandá + 10 gotas de óleo essencial de gerânio rosa + 10 gotas de óleo essencial de ylang-ylang.

Jovem & namoradeira: 70 gotas de óleo essencial de grapefruit + 10 gotas de óleo essencial de gerânio rosa + 10 gotas de óleo essencial de ylang-ylang.

CERVEJA DA BELEZA

Você sabia que a cerveja é excelente para a beleza? Ela é rica em antioxidantes, que combatem bactérias, ajudando na limpeza da pele. Também tem maravilhosas leveduras, capazes de dar um brilho incrível para o cabelo. E, cá para nós: tem um cheirinho danado de bom, não? Experimente estes tratamentos caseiros. Você vai ficar bêbada de beleza… Saúde!

Esfoliante facial de cerveja. Dê "tchau" para a acne! Amasse 2 ou 3 morangos com um pouco de cerveja até formar uma pastinha. Espalhe-a no rosto com movimentos circulares. Deixe de 15 a 20 minutos. Enxágue com água morna. Em seguida, passe tônico facial e hidratante.

Banho de espuma de cerveja. Este banho vai transformar você numa fera de pele macia! Se joga! Basta misturar sabão de castela sem fragrância à sua cerveja preferida. Junte a mistura à água da banheira. Use quanto quiser!

Xampu de cerveja. Receita para deixar as madeixas lindas e com brilho: misture partes iguais da sua cerveja preferida e do seu xampu vegano favorito. Use como xampu normal e veja os resultados.

Condicionador de cerveja. Misture 1 xícara de cerveja morna com 1 colher (chá) de óleo de jojoba ou linhaça. Mexa tudo muito bem (se quiser ficar ainda mais chique, também adicione abacate amassado). Lave o cabelo normalmente com xampu e, em seguida, passe o condicionador. Deixe-o no cabelo de 5 a 10 minutos antes de enxaguar. Ele dá um brilho e volume maravilhosos para os fios.

Nem toda cerveja é vegana

Oi? Você imaginava isso? Algumas cervejas são filtradas com produtos derivados de animais, como ictiocola (fabricada a partir da bexiga natatória de peixes secos) e gelatina (colágeno obtido da fervura de ossos e cartilagens animais). Fique ligado! O site Barnivore (www.barnivore.com) é um diretório on-line muito útil de cervejas, vinhos e outras bebidas vegetarianas e veganas. Adicione-o já aos favoritos!

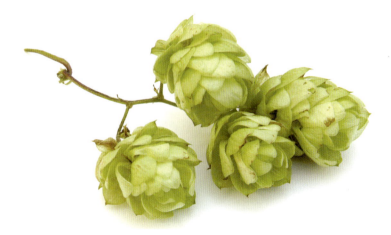

Capítulo 6

CUIDADOS COM O CABELO

Xampu estimulante 120

Xampu anticaspa. 122

Leave-in de melaleuca 123

Condicionador de lavanda e sálvia esclareia. 124

Spray de rehab capilar 126

Spray clareador de limão 127

Spray para cabelos castanhos. 128

Spray desembaraçante. 130

Tratamento estimulante de crescimento. 131

Máscara hidratante de abacate 133

Sérum antifrizz 134

Sérum de lavanda. 135

Xampu seco de lavanda e hortelã (no-poo). 136

Spray de água do mar 138

Spray de volume. 139

XAMPU ESTIMULANTE

Seu cabelo está caidinho, precisando daquela revigorada da raiz às pontas? E você está louca para dar aquela melhorada no humor com uma sensação gostosa e geladinha? Claro que sim, né? Foi como imaginei. Além de simples e suave, esta fórmula é energizante, estimulando o cabelo e o couro cabeludo.

Ideal para:

♥ Todos os tipos de cabelo, principalmente ▲ seco

Dica: O óleo essencial de hortelã-pimenta nutre fios ressecados. Além disso, por estimular a circulação, promove o crescimento capilar. De quebra, esta receita também funciona superbem como creme de barbear.

- *Frasco grande com válvula tipo pump*

1 xícara de água filtrada

1 xícara de sabão de castela líquido sem fragrância (veja a Estrela da receita da p. 84)

2 colheres (sopa) de gel de babosa (veja a Dica da p. 40)

2 colheres (chá) de óleo de jojoba (veja as observações da p. 41)

60 gotas de óleo essencial de hortelã-pimenta

20 gotas de óleo essencial de lavanda (veja as observações da p. 124)

1. Misture no frasco a água, o sabão de castela, o gel de babosa, o óleo de jojoba, além dos óleos essenciais de hortelã-pimenta e lavanda. Agite vigorosamente para mesclar bem.

2. Antes de cada uso, sacuda o frasco a fim de misturar os componentes. Aplique uma pequena quantidade de xampu diretamente no couro cabeludo. Massageie até formar espuma.

3. Enxágue com água morna. Em seguida, use o condicionador de sua preferência.

4. Guarde no boxe do chuveiro por até 3 meses.

Por que adotar tratamentos caseiros

Cachos sem definição, cabelo sem vida, fios quebrados e castigados pelo frizz? Espere, eu tenho a solução! Neste capítulo trago receitas sem os agressivos sulfatos, silicones, parabenos, fragrâncias e componentes sintéticos tão comuns nos cosméticos industrializados – e indico fórmulas cheias de ingredientes nutritivos e naturais que você já tem na cozinha.

Antes de começar, saiba que, ao fazer a transição para os tratamentos capilares caseiros, é preciso dar um tempo para que o cabelo se desintoxique e, então, recomeçar. Recomendo iniciar essa transição com o Spray clareador de limão (veja a receita na p. 127). Prepare os xampus e condicionadores mais indicados para seu tipo de cabelo, então dê 2 semanas para que sua juba se adapte à nova rotina. Nesse período o cabelo vai eliminar os resíduos acumulados a fim de absorver os nutrientes das receitas. Esse tempo de transição pode ser um tanto incômodo, mas aguente firme. Os resultados valem muuuuito a pena.

120 CUIDADOS COM O CABELO

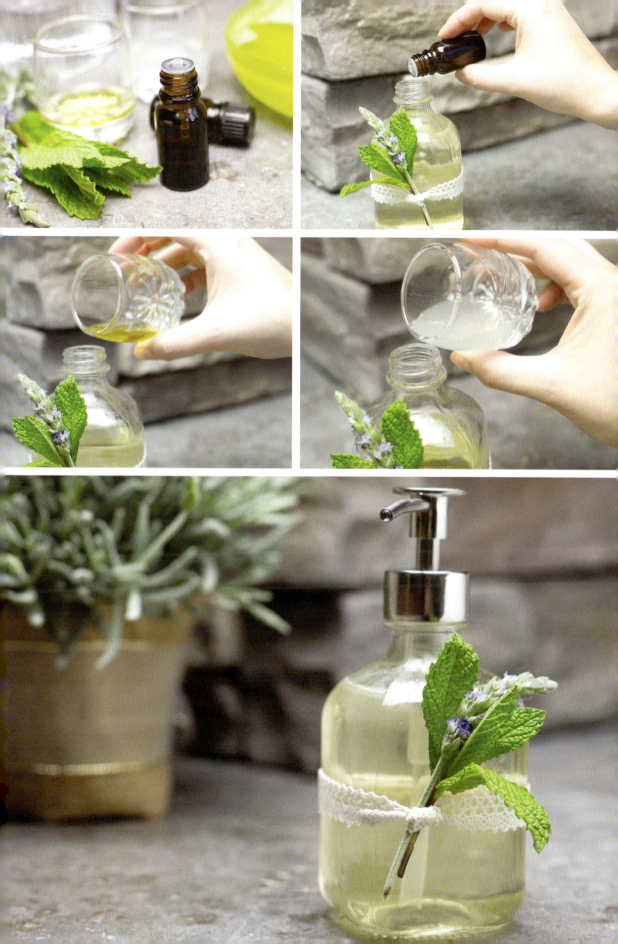

XAMPU ANTICASPA

Quando o assunto é caspa, não tem como dourar a pílula, não: ela é causada pela descamação de células mortas do couro cabeludo. Felizmente o óleo essencial de melaleuca é um poderoso antifúngico, antisséptico e antibacteriano natural. Além de mandar o incômodo embora, este xampu tem um cheirinho de frescor e limpeza.

Ideal para:

✳ Cabelo com caspa

★ **Estrela da receita:**
O óleo essencial de melaleuca é excelente para manter o couro cabeludo saudável e o cabelo brilhante. Suas substâncias antifúngicas, antibacterianas, antissépticas e anti-inflamatórias expulsam as terríveis caspas, aliviando os incômodos causados pelo ressecamento e a coceira no couro cabeludo.

- *Frasco grande com válvula tipo pump*

1 xícara de leite de coco

1 xícara de sabão de castela líquido sem fragrância (veja a Estrela da receita da p. 84)

2 colheres (sopa) de gel de babosa (veja a Dica da p. 40)

2 colheres (sopa) de óleo de abacate (veja a Estrela da receita da p. 135)

¼ de colher (chá) de óleo de vitamina E (veja o Você sabia? da p. 152)

50 gotas de óleo essencial de melaleuca

20 gotas de óleo essencial de lavanda (veja as observações da p. 124)

1. Coloque no frasco o leite de coco, o sabão de castela, o gel de babosa e os óleos. Agite vigorosamente até misturar bem.

2. Antes de cada uso, agite o frasco para mesclar os componentes. Aplique uma pequena quantidade de xampu diretamente no couro cabeludo. Massageie até formar espuma.

3. Enxágue com água morna. Em seguida, use o condicionador anticaspa de sua preferência.

4. Guarde no boxe do chuveiro por até 2 semanas.

VOCÊ SABIA?

O cabelo se forma a partir de uma proteína rígida chamada queratina. Cada fio nasce de um folículo, que contém um bulbo na base. Os vasos sanguíneos transportam nutrientes ao bulbo capilar, o que permite a divisão celular. Isso faz o fio crescer e aparecer para fora do couro cabeludo.

LEAVE-IN DE MELALEUCA

O leave-in é um produto "sem enxágue", feito para ficar no cabelo. Ele serve para hidratar, proteger, eliminar frizz, fortalecer e amaciar sua adorada cabeleira. Infelizmente, muitos produtos industrializados contêm substâncias químicas, ingredientes sintéticos e silicone – aliás, ele não é solúvel em água, ou seja, não sai com as lavagens. Essa é uma alternativa pura, eficiente e barata. E o melhor é que não gruda que nem cola no cabelo.

Ideal para:

♥ Todos os tipos de cabelo

Dica: Quando usar este spray experimente diluir de 3 a 5 gotas do óleo essencial de melaleuca em 1 colher (chá) do seu carreador preferido (veja as pp. 25-29) e massagear o couro cabeludo. A massagem estimula o fluxo sanguíneo, combate inflamações e retira células mortas da pele, melhorando o crescimento do cabelo.

★ **Estrela da receita:**
Por ser alcalino, o suco de babosa equilibra o pH do cabelo. As enzimas proteolíticas da babosa eliminam células mortas, desobstruem os folículos capilares e estimulam o crescimento. A babosa ainda é ótima para hidratar cabelos ressecados e danificados, aliviar coceiras no couro cabeludo, controlar o frizz e dar brilho ao cabelo, além de atenuar sintomas de problemas na região, como dermatite seborreica e psoríase.

- *Frasco grande de vidro com válvula de spray*

½ xícara de água filtrada
½ xícara de suco de babosa (veja a Dica da p. 40)
½ xícara de glicerina vegetal líquida (veja a Dica da p. 84)
1 colher (sopa) de óleo de jojoba (veja as observações da p. 41)
1 colher (chá) de óleo de vitamina E (veja o Você sabia? da p. 152)
40 gotas de óleo essencial de melaleuca

1. Coloque no frasco a água, o suco de babosa, a glicerina líquida e os óleos de jojoba, vitamina E e melaleuca. Agite vigorosamente para misturar.

2. Antes de cada uso, sacuda o frasco para mesclar os componentes. Lave o cabelo com xampu e condicionador. Em seguida, borrife o spray no cabelo úmido. Espalhe o produto com o auxílio de um pente. Seque e penteie como de costume.

3. Guarde na geladeira por até 2 meses.

VOCÊ SABIA?

O óleo essencial de melaleuca é obtido pela destilação de folhas e ramos da planta melaleuca, de nome científico *Melaleuca alternifolia*. Trata-se de um arbusto perene, de folhas parecidas com agulhas, que cresce nas regiões litorâneas da Austrália. Seu óleo essencial é usado para tratar uma série de problemas, de resfriados a infecções de pele.

CUIDADOS COM O CABELO

CONDICIONADOR DE LAVANDA E SÁLVIA ESCLAREIA

De aroma puro e relaxante, esta fórmula nutre o cabelo e combate o estresse ao mesmo tempo. Perfeição dois em um.

Ideal para:

♥ Todos os tipos de cabelo, principalmente ▲ seco e ✳ com tendência a caspa

Dica: A goma guar é um espessante natural e sem glúten produzido a partir de um tipo de feijão. Vendida em pó, pode ser encontrada em empórios ou lojas de produtos naturais.

★ **Estrela da receita:**
O óleo essencial de lavanda promove o crescimento do cabelo, trata coceira e caspa. Extraído das flores, é um elixir calmante para nervos e ansiedade à flor da pele, além de favorecer o sono. Pingue algumas gotinhas na fronha antes de deitar e garanta horas de descanso. Mais do que antisséptico, o óleo essencial de sálvia esclareia regula a atividade das glândulas sebáceas, sendo um excelente tônico capilar natural. Retira resíduos acumulados no couro cabeludo e pode aliviar os sintomas de diversos problemas, inclusive de psoríase.

- *Liquidificador*
- *Frasco com tampa*

1¼ de colher (chá) de goma guar
¾ de colher (chá) de óleo de jojoba (veja as observações da p. 41)
1 xícara de leite de coco
20 gotas de óleo essencial de lavanda
10 gotas de óleo essencial de sálvia esclareia (veja o aviso da p. 128)

1. No liquidificador, bata a goma guar com o óleo de jojoba em velocidade alta até formar uma mistura homogênea.
2. Acrescente o leite de coco e os óleos essenciais de lavanda e de sálvia esclareia, acionando novamente o liquidificador de modo a mesclar bem. Despeje no frasco.
3. Antes de cada uso, agite para misturar os componentes. Aplique uma pequena quantidade de condicionador no cabelo lavado. Espalhe-o com o auxílio dos dedos ou do pente, da raiz às pontas. Deixe nos fios por cerca de 5 minutos.
4. Enxágue com água morna. Seque e penteie como de costume.
5. Guarde no boxe do chuveiro por até 1 mês.

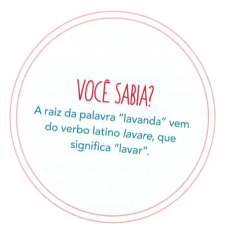

VOCÊ SABIA?
A raiz da palavra "lavanda" vem do verbo latino *lavare*, que significa "lavar".

124 CUIDADOS COM O CABELO

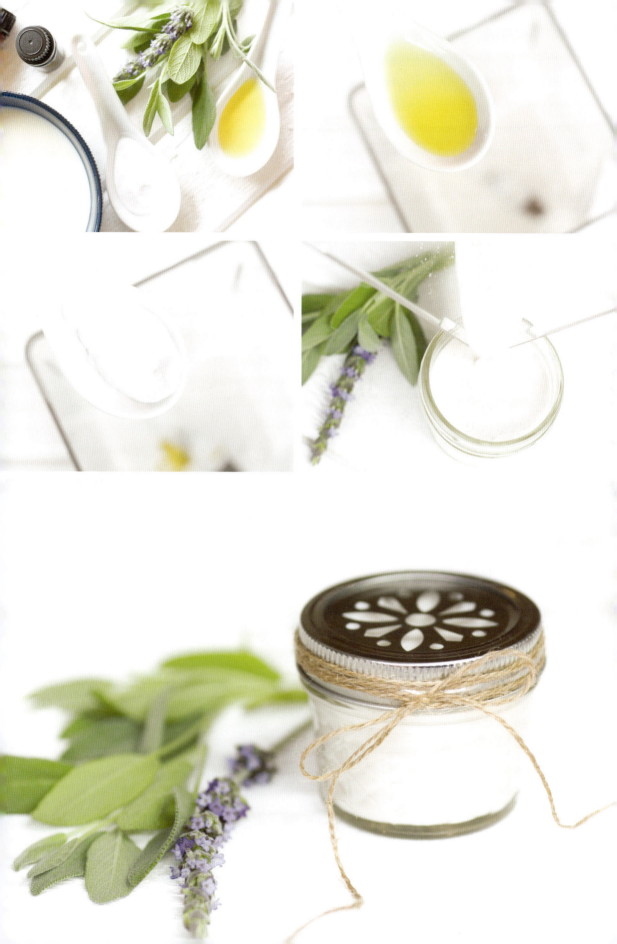

SPRAY DE REHAB CAPILAR

O vinagre de maçã é um verdadeiro astro da cosmetologia caseira e natural. Ele contém alfa-hidroxiácidos e ácido acético, que melhoram o fluxo sanguíneo do couro cabeludo, equilibram o pH do cabelo e do couro cabeludo e expulsam bactérias e resíduos acumulados. O vinagre de maçã dá vida ao cabelo, deixando-o macio, brilhante e bem desembaraçado.

Ideal para:

♥ Todos os tipos de cabelo

Dica: Quando preparar o chá desta receita, guarde os saquinhos usados. Coloque-os sobre os olhos fechados e relaxe. Isso ajuda a reduzir inchaço e olheiras. Uma dica para potencializar as propriedades anti-
-inflamatórias é deixar os saquinhos na geladeira antes de utilizá-los.

★ **Estrela da receita:**
O chá verde contém cafeína, que estimula a pele. Possui também vários nutrientes capazes de melhorar a saúde e as condições gerais do cabelo. Seu consumo ajuda a diminuir pressão arterial, taxas elevadas de colesterol e triglicérides. Ainda pode reduzir o risco de desenvolver diabetes do tipo 2, doenças cardiovasculares, AVCs e câncer. Aceita um chazinho? Acho que sim!

- *Frasco grande com válvula de spray*

2   xícaras de chá verde preparado a frio
½ xícara de vinagre de maçã (veja as observações da p. 130)
5   gotas de óleo essencial de sálvia esclareia (veja o aviso da p. 128)

1. Misture o chá verde, o vinagre de maçã e o óleo essencial de sálvia esclareia no frasco. Agite vigorosamente até misturar bem.

2. Antes de cada uso, sacuda o frasco a fim de mesclar os componentes. Lave o cabelo com xampu. Borrife o produto no cabelo úmido, espalhando-o da raiz às pontas com o auxílio dos dedos. Deixe agir por 2 a 3 minutos.

3. Enxágue com água morna. Em seguida use o condicionador de sua preferência.

4. Guarde no boxe do chuveiro por até 2 semanas.

Variações

Spray de rehab capilar (para cabelo ressecado): Substitua o óleo essencial de sálvia esclareia por óleos essenciais de mirra ou hortelã-
-pimenta. Não use óleo essencial de mirra se estiver grávida ou com suspeita de gravidez.

Spray de rehab capilar (para cabelo oleoso): Troque o óleo essencial de sálvia esclareia por óleos essenciais de limão-siciliano, capim-
-limão ou melaleuca.

Spray de rehab capilar (para cabelos com caspa): Nesta receita, uso o óleo essencial de eucalipto em vez do de sálvia esclareia.

SPRAY CLAREADOR DE LIMÃO

Expulse os resíduos acumulados para conquistar um cabelo leve e soltinho. Para quem tem fios claros, este spray ajuda a realçar as mechas douradas. Também é excelente no tratamento de caspa e ressecamento do couro cabeludo.

Ideal para:

♥ Todos os tipos de cabelo, principalmente ▲ seco e ✻ com caspa

Dica: O suco de limão-siciliano clareia o cabelo naturalmente. A melhor maneira de usá-lo é passar um dia tomando sol — sem esquecer do protetor solar. O calor ajuda a abrir a cutícula do cabelo, dando um up na cor. Esprema o suco de alguns limões-sicilianos (frescos e orgânicos) e misture-o num frasco com válvula de spray, mais 1 colher (chá) de óleo de coco (ou de jojoba ou abacate), a fim de manter os fios hidratados. Borrife no cabelo e deixe o sol completar o trabalho.

- *Frasco com tampa*

1 xícara de água destilada
1 colher (chá) de suco de limão-siciliano espremido na hora

1. Misture no frasco a água e o suco de limão-siciliano. Agite vigorosamente até misturar bem.

2. Antes de cada uso, agite o frasco a fim de mesclar os componentes. Lave o cabelo com xampu. Borrife o produto no cabelo úmido, espalhando-o da raiz às pontas com o auxílio dos dedos. Deixe agir por alguns minutos.

3. Enxágue com água morna. Em seguida, use o condicionador de sua preferência.

4. Guarde no boxe do chuveiro por até 2 semanas.

SPRAY PARA CABELOS CASTANHOS

Morenas, este spray é para vocês! Use e abuse dele. Seu cabelo vai ficar com um brilho incrível.

Ideal para:

♥ Todos os tipos de cabelo

Dica: Segundo pesquisas, a cafeína do chá preto consegue bloquear a di-hidrotestosterona (DHT), um hormônio que causa a queda dos fios. O chá preto também deixa o cabelo mais macio, brilhante e escuro (ajuda a cobrir os cabelinhos brancos de forma gradual e natural). Ainda auxilia a destacar as partes naturalmente mais claras. Quer um tratamento mais fácil? Deixe de 2 a 4 saquinhos de chá preto em 2 xícaras de água fervente durante uma noite. Use para borrifar no cabelo.

★ Estrela da receita:

A sálvia é um arbusto perene, de nome científico *Salvia officinalis*, típico do sul da Europa, da região do Mediterrâneo. Da família da hortelã, dá brilho e maciez ao cabelo, ajudando também a revigorar o couro cabeludo.

- Pote de vidro com tampa
- Peneira fina
- Funil
- Frasco grande com tampa

1 xícara de vinagre de maçã (veja as observações da p. 130)

3 saquinhos de chá preto

1 punhado pequeno de sálvia desidratada (veja o aviso abaixo)

2 xícaras de água filtrada

1. Misture no pote o vinagre de maçã, os saquinhos de chá e a sálvia. Tampe o vidro e deixe descansar de 3 a 4 semanas em local quente. Agite uma vez por dia.

2. Leve a mistura ao fogo numa panelinha até levantar fervura. Retire-a e deixe descansar por 1 hora.

3. Apoie a peneira numa tigela grande. Coe a mistura dentro da tigela, descartando os ingredientes sólidos. Adicione água. Passe a mistura para o frasco com o auxílio do funil.

4. Lave o cabelo com xampu. Borrife o produto no cabelo úmido, espalhando-o da raiz às pontas com o auxílio dos dedos.

5. Enxágue com água morna. Em seguida, use o condicionador de sua preferência.

6. Guarde na geladeira por até 2 meses.

Atenção: Não use sálvia nem sálvia esclareia de nenhum tipo caso esteja grávida ou amamentando, ou caso sofra de epilepsia.

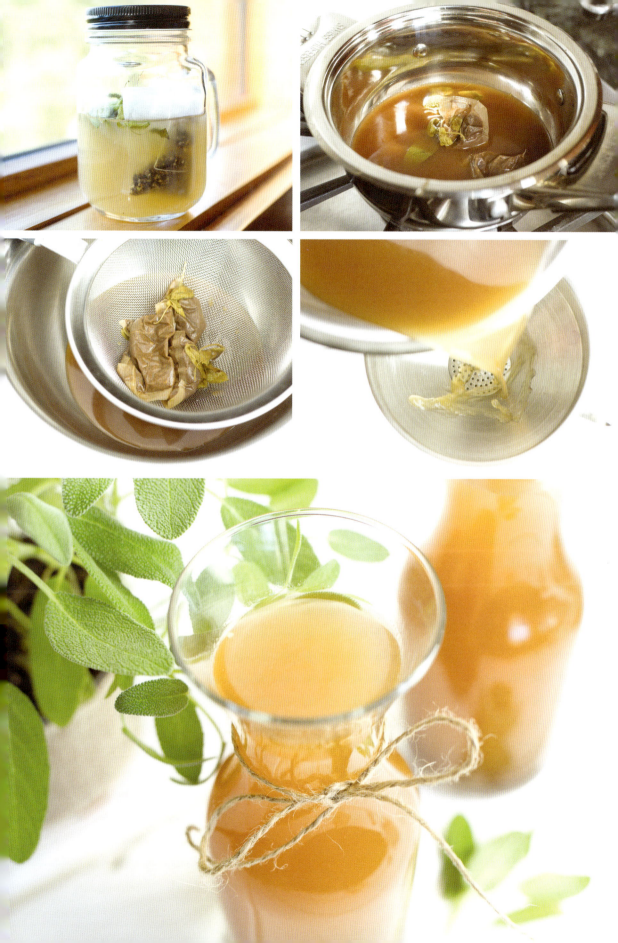

SPRAY DESEMBARAÇANTE

O seu cabelo está sempre embaraçado? Sei bem como é isso! É péssimo... Pois esse é um trabalho para o bom e velho vinagre de maçã (meu queridinho). Borrife o produto no cabelo e penteie-o para deixá-lo bem soltinho e macio.

Ideal para:

♥ Todos os tipos de cabelo, principalmente ▲ seco

Dica: O ácido do vinagre fecha a cutícula do cabelo, ajudando a refletir a luz e a ficar brilhante. Ao comprar vinagre de maçã para seus cosméticos caseiros, escolha um orgânico, cru e não filtrado, pois é mais rico em enzimas, sais minerais e nutrientes.
Caso a água da sua cidade seja do tipo dura, devido à presença de sais de cálcio e de magnésio, talvez seja necessário adicionar um pouco mais de vinagre de maçã à fórmula. A água dura é alcalina; sem o vinagre neutralizaria a acidez desta receita.

- *Frasco de vidro com válvula de spray*

1 xícara de água destilada ou filtrada
1 colher (sopa) de vinagre de maçã
20 gotas de óleo essencial de lavanda (veja as observações da p. 124)

1. Misture a água, o vinagre de maçã e o óleo essencial de lavanda no frasco. Agite vigorosamente para misturar.

2. Antes de cada uso, agite o frasco a fim de mesclar os componentes. Lave o cabelo com xampu e condicionador. Em seguida, borrife o spray no cabelo úmido. Espalhe o produto com o auxílio de um pente. Seque e penteie como de costume.

3. Guarde na geladeira por até 2 meses.

VOCÊ SABIA?

Os desembaraçantes agem alterando a textura da superfície do cabelo e amaciando as escamas que cobrem o fio. (Para entender melhor, pense nas escamas da pele do jacaré.) A maioria desses itens industrializados impede a formação de nós e de estática no cabelo, cobrindo os fios com óleos e polímeros químicos.
Além de não conter nenhuma dessas nojeiras, o vinagre de maçã não deixa oleosidade.

TRATAMENTO ESTIMULANTE DE CRESCIMENTO

Esta receita é simples, mas campeã. Ajuda o cabelo a crescer mais rápido, evita queda, trata caspa e pontas duplas, além de dar um brilho maravilhoso.

Ideal para:

▲ Cabelo seco,
≈ quebradiço e danificado e
✳ com caspa

Dica: Aos rapazes, esta misturinha também é excelente para a barba.

★ **Estrela da receita:**
O óleo de rícino contém ácido ricinoleico (ácido graxo ômega-9), capaz de hidratar o couro cabeludo, fortalecer as raízes do cabelo e incrementar a circulação sanguínea, ajudando, assim, a acelerar o crescimento dos fios. Ainda equilibra o pH do couro cabeludo e ajuda a preservar o equilíbrio de sua oleosidade natural. Nutre o cabelo com antioxidantes, deixando-o mais macio, mais forte e com menos frizz. O óleo é antibacteriano, antifúngico e antiviral, sendo excelente para tratar caspa e coceira.

2 **colheres (sopa) de óleo de rícino**
5 **gotas de óleo essencial de cedro (veja o aviso abaixo)**

1. Numa tigelinha, misture os óleos de rícino e de cedro até ficar homogêneo.

2. Antes de lavar o cabelo com xampu, massageie o couro cabeludo com a mistura, fazendo movimentos circulares. Deixe agir por 30 minutos. Procure usar um óleo de rícino virgem, orgânico e 100% puro.

3. Lave o cabelo com xampu e enxágue com água morna. Em seguida, use o condicionador de sua preferência.

Atenção: Não use óleo essencial de cedro se estiver grávida ou com suspeita de gravidez.

VOCÊ SABIA?

O óleo essencial de cedro é obtido pela destilação a vapor da madeira do cedro-vermelho, de nome científico *Juniperus virginiana*. Estimulante dos folículos capilares e da circulação sanguínea, promove o crescimento capilar e desacelera a queda de cabelo. É excelente para fios rareados e *Alopecia areata*, uma queda ligada a fatores autoimunes.

CUIDADOS COM O CABELO

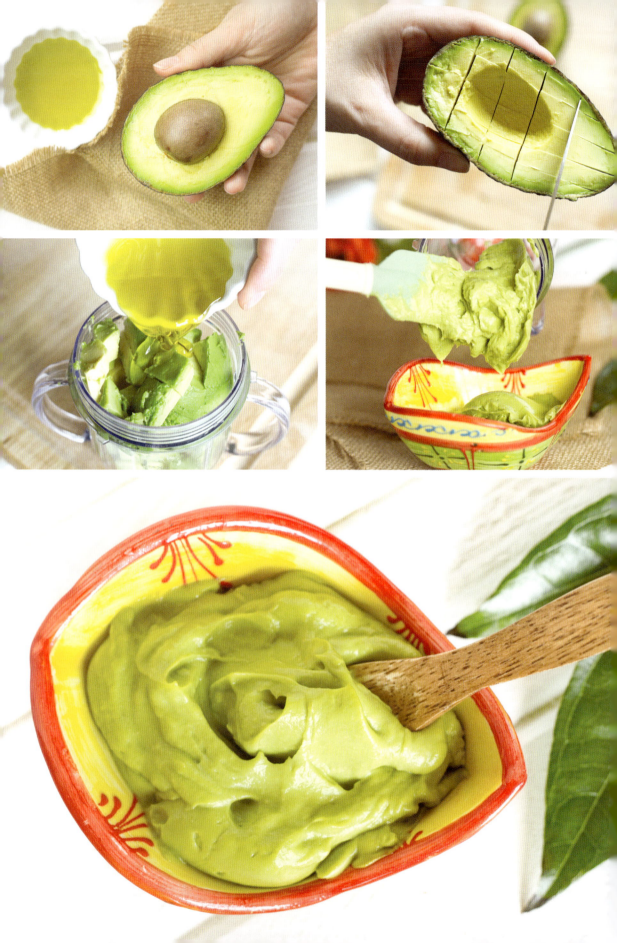

MÁSCARA HIDRATANTE DE ABACATE

Se seu cabelo é rebelde, esta máscara de hidratação tem tudo para ser sua nova queridinha. Ela repõe a umidade e cuida com carinho de fios castigados por química, secadores e babyliss. E sabe o que é melhor? Dá para comê-la. Sério! Espalhe as sobras em torradas com uma pitadinha de sal, ou sirva acompanhando nachos.

Ideal para:

♥ Todos os tipos de cabelo, principalmente ▲ seco

★ **Estrela da receita:**
Usado como cosmético, o abacate deixa o cabelo e a pele mais macios. Já como alimento, é rico em gorduras monossaturadas, excelentes para a saúde cardiovascular. É rico em fibras, vitaminas e sais minerais, incluindo potássio (contém o dobro da banana), ácido fólico, vitaminas do complexo B e vitamina E. Potencializa a absorção de outros nutrientes, como as vitaminas lipossolúveis A, D, E e K. O abacate é ótima fonte de luteína, que protege a visão, e de cálcio, que auxilia na prevenção da osteoporose.

- *Liquidificador*

1 abacate maduro
2 colheres (sopa) de azeite de oliva

1. Corte o abacate ao meio e descarte o caroço. Retire a polpa e corte-a em cubos. Jogue a casca fora.

2. Bata o abacate com o azeite no liquidificador até formar um creme liso. Passe para uma tigelinha.

3. Aplique a máscara hidratante no cabelo úmido, porém não lavado. Espalhe-o com o auxílio dos dedos ou do pente, da raiz às pontas. Deixe por até 1 hora.

4. Lave o cabelo com xampu e enxágue com água morna. Em seguida, use o condicionador de sua preferência.

SÉRUM ANTIFRIZZ

Precisando controlar a juba? Esta receita 100% natural ajuda a domar cachos e fios rebeldes sem usar química.

Ideal para:

♥ Todos os tipos de cabelo, principalmente ▲ seco

★ **Estrela da receita:**
O óleo essencial de alecrim é extraído das folhas do arbusto de alecrim, que é da família da hortelã, assim como a lavanda e a sálvia. Ele tem efeito estimulante na raiz dos fios, melhora a circulação e incrementa o crescimento capilar.

- *Frasco pequeno de vidro com conta-gotas*

6 colheres (sopa) de óleo de jojoba (veja as observações da p. 41)

10 gotas de óleo essencial de alecrim (veja o aviso da p. 60)

10 gotas de óleo essencial de hortelã-pimenta (veja a Dica da p. 120)

1. Misture no frasco o óleo de jojoba, os óleos essenciais de alecrim e de hortelã-pimenta. Agite vigorosamente até misturar bem.

2. Antes de cada uso, sacuda o frasco a fim de mesclar os componentes. Lave o cabelo com xampu e condicionador. Com o auxílio do conta-gotas, pingue de 3 a 5 gotas do sérum na palma da mão e passe-o nos fios ainda úmidos. Espalhe-o com o auxílio dos dedos ou de um pente, da raiz às pontas. Seque e penteie como de costume.

3. Mantenha em temperatura ambiente, ao abrigo de luz solar, por até 6 meses.

VOCÊ SABIA?

Na Antiguidade, os romanos usavam o alecrim (*Rosmarinus officinalis*) na cozinha, como fazemos até hoje, e também como erva medicinal. Os antigos egípcios o empregavam como incenso.

SÉRUM DE LAVANDA

Os ingredientes principais deste sérum condicionador hidratam cada mechinha de cabelo ressecado e danificado. O óleo essencial de lavanda, além de deixar o sérum maravilhosamente perfumado, também ajuda a dar brilho ao cabelo.

Ideal para:

▲ Cabelo seco e
≈ quebradiço e
danificado

★ Estrela da receita:
Por ser bem levinho, o óleo de abacate é facilmente absorvido, hidratando o cabelo ressecado sem pesar. A vitamina E presente no óleo de abacate fortalece os fios, evitando que fiquem quebrados e com pontas duplas. Também oferece proteção solar natural e ácidos graxos essenciais, capazes de auxiliar a tratar ressecamento e coceira no couro cabeludo.

- Frasco de vidro com conta-gotas

¼ de xícara de óleo de jojoba (veja as observações da p. 41)

1 colher (sopa) de óleo de abacate

10 gotas de óleo essencial de lavanda (veja as observações da p. 124)

1. Misture todos os óleos no frasco.

2. Antes de cada uso, sacuda o frasco para mesclar os componentes. Com o auxílio do conta-gotas, pingue de 3 a 5 gotas do sérum na palma da mão e passe-o no cabelo lavado ainda úmido. Espalhe-o com o auxílio de um pente, da raiz às pontas. Penteie como de costume.

3. Mantenha em temperatura ambiente, ao abrigo de luz solar, por até 6 meses.

Óleos essenciais para o crescimento do cabelo

Pesquisas realizadas na Aberdeen Royal Infirmary, na Escócia, e publicadas no periódico especializado *Archives of Dermatology* mostram que o tratamento que inclui uma mistura de óleos essenciais pode ajudar pacientes com *Alopecia areata*, doença autoimune que leva à queda dos fios, a ver seu cabelo crescer novamente. O estudo acompanhou 86 pacientes com esse diagnóstico. Toda noite os participantes massagearam a área calva por 2 minutos usando uma mistura de óleos: 3 gotas (cada) de óleos essenciais de lavanda e de alecrim, 2 gotas (cada) de óleo essencial de tomilho e de cedro, 4 colheres (chá) de óleo de semente de uva e ¾ de colher (chá) de óleo de jojoba. Depois da massagem, eles enrolavam a cabeça com uma toalha aquecida para potencializar a absorção. Os resultados? Passados 7 meses, o cabelo de 44% dos participantes voltou a nascer.

Um viva para os óleos naturais!

CUIDADOS COM O CABELO **135**

XAMPU SECO DE LAVANDA E HORTELÃ (NO-POO)

Gente, não precisa lavar o cabelo diariamente. Não tem problema pular um ou dois dias, principalmente se os fios não forem muito finos nem oleosos. Esta receita de xampu seco caseiro retira o excesso de oleosidade do couro cabeludo. A fórmula serve para madeixas de todas as cores, mas você pode alterá-la caso tenha cabelo castanho, ruivo ou rosa (como o meu!).

Ideal para:

♥ Todos os tipos de cabelo

Dica: O amido de milho puro não contém glúten, mas, como acontece com vários ingredientes, pode estar sujeito a contaminação cruzada durante a fabricação. Use um amido 100% sem glúten.

★ **Estrela da receita:** A argila branca (caulinita) é uma argila natural e suave muito usada em cosméticos. Rica em sílica, ajuda a remover células mortas e secas da pele. Também contém outros sais minerais e fitonutrientes que expulsam as toxinas e absorvem o excesso de oleosidade.

- *Liquidificador*
- *Pote pequeno de vidro com tampa de coqueteleira*

5 colheres (chá) de araruta ou amido de milho

2 colheres (chá) de argila branca caulinita

5 gotas de óleo essencial de lavanda (veja as observações da p. 124)

5 gotas de óleo essencial de hortelã-pimenta (veja a Dica da p. 120)

1. No liquidificador, adicione a araruta, a argila e os óleos essenciais de lavanda e hortelã-pimenta. Bata até formar uma mistura homogênea. Despeje no frasco.

2. Agite a mistura ou aplique com o auxílio de um pincel limpo diretamente nas raízes do cabelo seco e não lavado. Deixe agir por alguns minutos.

3. Penteie os fios até retirar todo o pó.

4. Mantenha em temperatura ambiente por até 6 meses.

Variações

Xampu seco de lavanda e hortelã (no-poo) para cabelos castanhos: Adicione cacau em pó sem açúcar antes de bater a mistura no liquidificador, ajustando a quantidade para complementar a cor natural do seu cabelo.

Xampu seco de lavanda e hortelã (no-poo) para cabelos ruivos: Junte canela em pó, argila vermelha, beterraba em pó ou hibisco seco em pó, ajustando a quantidade para complementar a cor natural do seu cabelo.

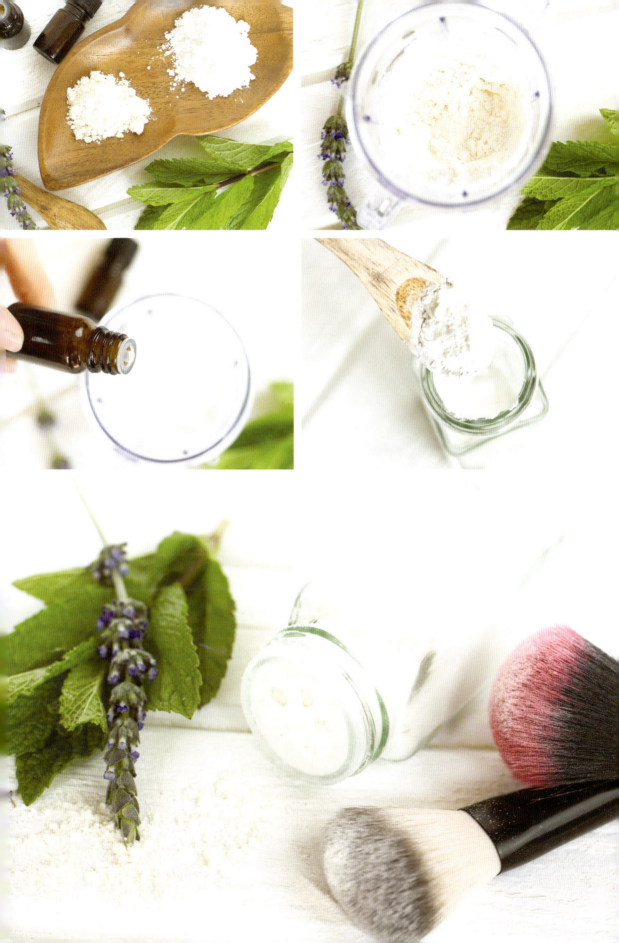

SPRAY DE ÁGUA DO MAR

De uma coisa ninguém duvida: um dia na praia deixa o cabelo com um lindo efeito ondulado. Seus fios estão implorando por um look tropicaliente? Conquiste as ondas dos seus sonhos com esta receita simples de surf spray.

Ideal para:

♥ Cabelo normal,
🌢 oleoso e
✽ com caspa

★ Estrela da receita:

O sal marinho é obtido da água do mar evaporada. Por ser minimamente processado, é riquíssimo em sais minerais, incluindo sódio, potássio, cálcio, magnésio, ferro, cobre e zinco.

O óleo essencial de laranja é muito versátil, pois tem desde propriedades afrodisíacas até antissépticas e antibacterianas. Ele melhora o humor e a imunidade, deixando-a mais feliz e saudável.

- *Funil*
- *Frasco de vidro com válvula de spray*

1 xícara de água destilada
1 colher (sopa) de sal do marinho (veja o aviso abaixo)
1 colher (sopa) de gel de babosa (veja a Dica da p. 40)
15 gotas de óleo essencial de grapefruit
15 gotas de óleo essencial de laranja

1. Numa panelinha, misture a água e o sal. Mexendo sempre em fogo brando, deixe o líquido esquentar por 5 minutos ou até que o sal se dissolva. Retire do fogo e espere esfriar.

2. Acrescente o gel de babosa e os óleos essenciais de grapefruit e laranja, mexendo para mesclar bem. Passe a mistura para o frasco com o auxílio do funil. Agite vigorosamente até ficar homogêneo.

3. Incline a cabeça para a frente e borrife o spray no cabelo limpo e seco. Use as mãos para amassá-lo, dando o efeito ondulado. Deixe secar naturalmente.

4. Mantenha em temperatura ambiente por até 1 mês.

Atenção: O sal marinho pode ressecar o cabelo se você usar o spray com muita frequência. Mas não se preocupe! Minha receita de Máscara hidratante de abacate (p. 133) resolve isso rapidinho.

SPRAY DE VOLUME

Quer arrasar com cachos maravilhosos? Um cabelão digno das Panteras? Que tal um coque colmeia, um penteado com cachinhos ou levemente ondulado? Nessas horas você precisa de um spray (bastante) para dar estabilidade à juba. Mas esqueça os de aerossol. Esta receita você faz em casa e com apenas 2 ingredientes. Se gostar de uma versão perfumada, use seu óleo essencial preferido.

Ideal para:

♥ Todos os tipos de cabelo

Dica: Ajuste a quantidade de açúcar dependendo do nível de fixação pretendido. Quanto maior a quantidade, maior o poder de fixação; com menos açúcar, o spray fica mais suave.

- *Funil*
- *Frasco de vidro com válvula de spray*

1 xícara de água filtrada
4 colheres (chá) de açúcar vegano (veja a Dica da p. 97)
4 a 6 gotas de óleo essencial (opcional)

1. Leve a água ao fogo numa panelinha até levantar fervura. Misture o açúcar para que ele se dissolva. Retire do fogo e espere esfriar completamente.

2. Junte o óleo essencial (caso use). Passe a mistura para o frasco com o auxílio do funil.

3. Borrife o spray no cabelo penteado para fixá-lo.

4. Mantenha em temperatura ambiente por até 2 semanas.

VOCÊ SABIA?

O açúcar leva má fama, mas é uma boa fonte de ácido glicólico e alfa-hidroxiácidos (AHA), que estimulam a renovação celular (traduzindo: é antissinais!). Também é excelente em esfoliantes corporais e labiais.

CUIDADOS COM O CABELO

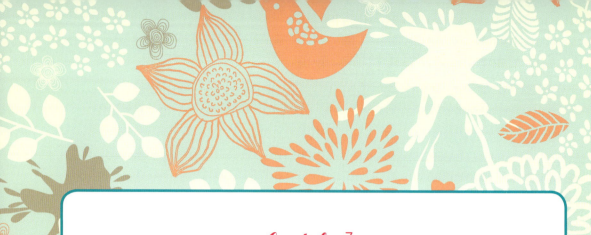

Capítulo 7
MAQUIAGEM E COSMÉTICOS

Sabão para limpeza de pincéis 141
Base em pó Beleza pura 142
Base líquida luminosa 144
Pó finalizador bafônico 145
Pó bronzeador 146
Creme iluminador cintilante 147
Blush cintilante 148
Delineador Rainha do Egito 150
Sérum estimulante para os cílios 151
Rímel vegano 152
Sombra Spice Girls 155
Spray fixador de maquiagem 156
Hidratante labial 157
Batom de manteiga de karité 159
Tinta para lábios e bochechas 160
Hidratante labial colorido 162

SABÃO PARA LIMPEZA DE PINCÉIS

Antes de começar, quero saber: quem aí lava os pincéis de maquiagem pelo menos duas vezes por mês? (Até ouço o cri-cri dos grilos.) Bem que imaginei. Com esta receita, você não precisa mais pagar caro em sabão industrializado para higienizar esses itens. E pincéis limpos, além de não atrairem bactérias, são mais fofinhos e macios de passar no rosto.

Ideal para:

Pincéis de maquiagem sujos

Dica: Passarei a proporção de sabão e óleo para que você ajuste a receita conforme a quantidade de pincéis. É bem simples e rápido.

2 partes de sabão de castela líquido sem fragrância (veja a Estrela da receita da p. 84)

1 parte de azeite ou óleo de jojoba

1. Numa tigelinha, misture o sabão e o óleo até ficar homogêneo.
2. Mergulhe os pincéis na mistura e esfregue com os dedos para retirar todos os resíduos.
3. Enxágue em água morna esfregando bem as cerdas, até que a água saia limpa.
4. Esprema-os delicadamente a fim de retirar o excesso de água ou use uma toalha limpa. Deixe que os pincéis sequem naturalmente, de preferência pendurando-os de ponta-cabeça ou inclinados. Assim, evita-se que a umidade acumule e a cola das cerdas se perca.

VOCÊ SABIA?

Os pincéis de maquiagem devem ser higienizados com frequência porque acumulam impurezas causadoras de acne, como maquiagem endurecida, células mortas, bactérias e óleo.

Maquiagem caseira: linda e natural

A maquiagem — também conhecida como pintura de guerra, argamassa (hehe) ou seja lá o nome que você preferir — é parte fundamental da minha rotina de beleza. Eu pessoalmente adoro. Por quê? É divertida, realça a beleza e aumenta minha autoestima. E o mais importante: é capaz de fortalecer, dar autonomia às pessoas e estimular a liberdade de expressão.

E, por falar em autonomia, ao fazer sua própria maquiagem você pode escolher cada componente que vai passar no seu belo rostinho. Os cosméticos caseiros são puros, sem nenhuma nojeira como toxinas, conservantes e outras porcarias artificiais. De quebra, você sabe que nenhum coelhinho foi machucado na fabricação dos seus cosméticos naturais.

E como cada aplicação de maquiagem sai por alguns centavos, você ainda economiza. Sobra dinheiro para aqueles cupcakes veganos que você adora. (Ou só eu penso assim?) Então, amiguinhas da cosmetologia vegana, está na hora de pegar os utensílios de maquiagem e partir para a cozinha. Vamos arrasar na produção?

MAQUIAGEM E COSMÉTICOS **141**

BASE EM PÓ BELEZA PURA

Gente, eu adoro base em pó! Uso religiosamente desde o início dos anos 2000. Que pena que passei anos gastando meu rico dinheirinho em maquiagens de marca, quando podia fazer tudo em casa. Esta é a base em pó mais barata que existe: feita de araruta e pigmentos naturais, como cacau em pó, canela e noz-moscada.

Ideal para:
♥ Todos os tipos de pele

Dica: Várias lojas de cosméticos vendem excelentes recipientes para a conservação de maquiagem caseira. Para esta receita, o ideal é usar um frasco cuja tampa tenha furinhos de peneira. Dessa forma, você evita a formação de caroços e consegue a quantidade certa de pó no pincel.
Você pode usar mais ou menos cacau, canela ou noz-moscada a fim de acertar seu tom de pele. Faça testes até encontrar a tonalidade ideal.

★ Estrela da receita:
A araruta é um amido natural produzido com as raízes da planta *Maranta arundinacea*, típica da América do Sul. Por ser branca e muito leve, funciona como uma base versátil para pós e outros cosméticos veganos caseiros.

2 colheres (sopa) de araruta

Pigmento natural em pó, como cacau em pó sem açúcar, canela em pó e noz-moscada ralada (veja o aviso da p. 145)

5 gotas de óleo essencial de lavanda (veja o Você sabia? da p. 182)

1. Em um pote, misture a araruta com o pigmento natural em pó em quantidade suficiente para combinar com seu tom de pele. Acrescente o óleo essencial de lavanda. Misture até que esteja bem homogêneo. (Você também pode adicionar todos os ingredientes no liquidificador e batê-los até que estejam bem misturados.)

2. Despeje no recipiente de armazenamento.

3. Aplique o pó no rosto com um pincel de maquiagem grande.

4. Armazene em temperatura ambiente por até 6 meses.

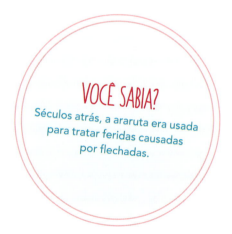

VOCÊ SABIA?
Séculos atrás, a araruta era usada para tratar feridas causadas por flechadas.

142 MAQUIAGEM E COSMÉTICOS

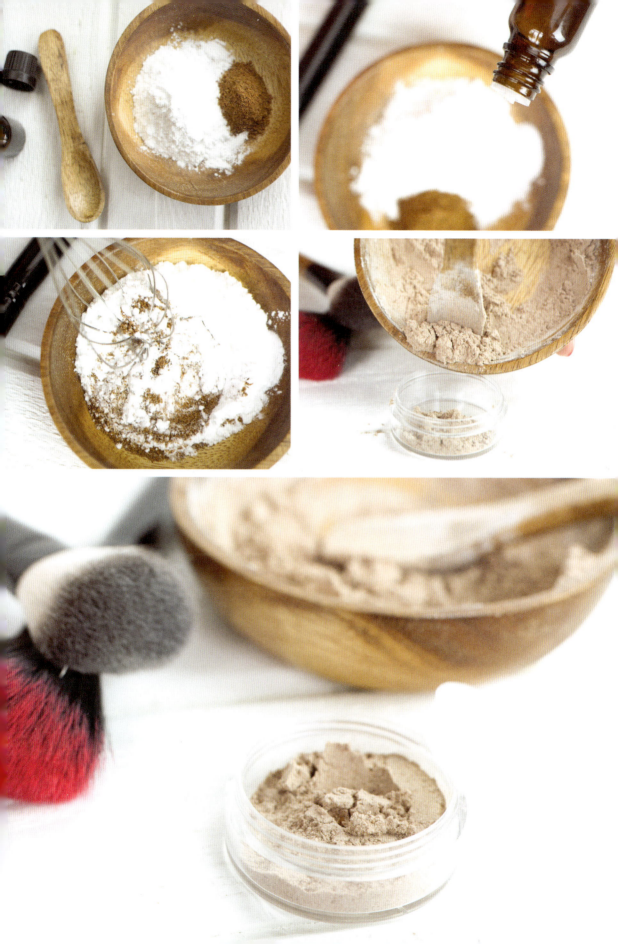

BASE LÍQUIDA LUMINOSA

Nem todo mundo é viciado em base em pó como eu (tudo bem!) Se você prefere a versão líquida, dá para fazer esta receita em poucos minutos.

Ideal para:

♥ Pele normal, ▲ seca, ◆ sensível e ■ madura

Dica: Você também pode derreter o óleo de coco na potência alta do micro-ondas. A cada intervalo de 10 segundos, retire a tigela, mexa e recoloque no micro-ondas, até o óleo derreter.
O óleo de coco não é recomendado para quem tem pele oleosa e com tendência a acne. Contudo, se fizer a receita com óleo de jojoba, a base pode ser usada em todos os tipos de pele, inclusive oleosas.

★ **Estrela da receita:**
A vitamina E funciona como conservante natural, prolongando a validade do produto. Ela impede que a luz e o ar deteriorem os ingredientes ativos.

- *Frasco pequeno de vidro com tampa*

2 colheres (sopa) de óleo de coco ou jojoba
1 colher (chá) de óleo de vitamina E (veja o Você sabia? da p. 152)
1 receita pronta da Base em pó Beleza pura (p. 142)

1. Derreta o óleo de coco numa panelinha em fogo brando. Retire do fogo e acrescente o óleo de vitamina E. Mexa para misturar bem. Espere esfriar.

2. Coloque a base em pó numa tigelinha. Lentamente, acrescente a mistura de óleos, mexendo sem parar, até atingir a consistência desejada (se ficar mais espesso, vira um excelente corretivo). Descarte as sobras da mistura de óleos. Passe para o frasco.

3. Com o auxílio de uma esponja, um pincel ou dos dedos, aplique uma pequena quantidade de base no rosto e espalhe.

4. Mantenha em temperatura ambiente por até 6 meses.

VOCÊ SABIA?

Para destacar as maçãs do rosto e dar um brilho natural à pele (tipo de modelo), pingue algumas gotinhas de óleo de coco na maquiagem.

144   MAQUIAGEM E COSMÉTICOS

PÓ FINALIZADOR BAFÔNICO

Meu item de maquiagem preferido é o pó finalizador. Além de dar o toque final, deixa a pele com cara de que passou no editor de imagens (ou num daqueles filtros maravilhosos dos aplicativos de fotos). Os fabricantes de maquiagem faturam alto com esse item tão simples. Entretanto, é totalmente viável fazê-lo em versão caseira e vegana e, de quebra, economizar para comprar aquele sapato (vegano) lindo que você está namorando.

Ideal para:

♥ Todos os tipos de pele

Dica: A canela em pó e o óleo essencial de canela estimulam a circulação de sangue e de nutrientes na superfície da pele, dando viço e escondendo ruguinhas finas.

- *Liquidificador (opcional)*
- *Potinho de maquiagem com tampa de peneira*

1 colher (chá) de araruta (veja as observações da p. 142)

Pigmento natural em pó, como cacau em pó sem açúcar ou canela em pó (veja o aviso abaixo)

3 a 5 gotas de óleo essencial de lavanda (veja o Você sabia? da p. 182)

1. No liquidificador, adicione a araruta com o pigmento em quantidade suficiente para atingir a cor ideal. Bata bem até formar uma mistura homogênea. (Também dá para bater os ingredientes numa tigelinha com o auxílio de um fouet.)

2. Passe o resultado para um pote. Acrescente o óleo essencial de lavanda. Mexa para misturar bem. Passe para o potinho.

3. Polvilhe um pouco do pó na tampa do potinho.

4. Aperte um pincel grande e fofinho no pó e gire para agarrar. Retire o excesso batendo um pouco o pincel. Aplique no rosto.

5. Mantenha em temperatura ambiente por até 6 meses.

> **Atenção:** Quando aplicada diretamente na pele, a canela pode causar queimaduras. Por isso, evite usá-la na área delicada em volta dos olhos.

PÓ BRONZEADOR

Quer dar um ar bronzeado ao rosto, mas sem correr os riscos do bronzeamento artificial nem da exposição ao sol? Eu também! Vou ensinar uma receita caseira de pó bronzeador que é vegana, barata, sem ingredientes químicos, sem sofrimento animal e, além de tudo isso, superfácil de fazer.

Ideal para:

❤ Todos os tipos de pele

★ **Estrela da receita:**
O nome científico do alecrim, *Rosmarinus officinalis*, é a junção das palavras latinas *ros* ("orvalho") e *marinus* ("marinho"), "orvalho do mar". Da família da hortelã e muito parecida com a lavanda, o alecrim tem folhas lineares, similares a alfinetes. Já os óleos essenciais de alecrim e lavanda têm propriedades antibacterianas, ou seja, são ótimos para peles com tendência a acne.

- Potinho de maquiagem com tampa de peneira

1½ colher (chá) de cacau em pó (veja o Estrela da receita da p. 72)

1 colher (chá) de araruta (veja as observações da p. 142)

10 a 15 gotas de óleo essencial de lavanda ou alecrim (veja o aviso da p. 60)

1. Coloque 1 colher (sopa) do cacau em pó numa tigelinha. Acrescente ½ colher (chá) da araruta e misture bem.

2. Continue pondo o restante do cacau e da araruta, um pouco de cada vez, até atingir a tonalidade desejada (mais cacau para escurecer, mais araruta para clarear). Descarte as sobras. Adicione o óleo essencial de lavanda ou alecrim. Passe para o potinho.

3. Aperte o pincel no pó e aplique-o no rosto.

4. Mantenha em temperatura ambiente por até 6 meses.

Alecrim e lavanda: aliados contra o estresse

O óleo essencial de alecrim é um ótimo tratamento natural para o estresse. Segundo um estudo publicado em 2007 no periódico especializado *Psychiatry Research*, os pacientes que fizeram 5 minutos de inalação com óleos essenciais de alecrim e lavanda apresentaram níveis reduzidos de cortisol, hormônio envolvido na resposta do organismo ao estresse. Níveis mais baixos de cortisol melhoram a imunidade.

VOCÊ SABIA?
Na Antiguidade, egípcios, hebreus, gregos e romanos consideravam o alecrim uma planta sagrada. Já na Idade Média, a erva era muito usada para a proteção contra maus espíritos e a peste bubônica.

146   MAQUIAGEM E COSMÉTICOS

CREME ILUMINADOR CINTILANTE

Quanto mais brilho, melhor! Moças, os produtos de efeito iluminador são nossas armas secretas. Por refletirem a luz, deixam a pele com um efeito mágico, como se você tivesse ganhado beijinhos de um unicórnio.

Ideal para:

♥ Todos os tipos de pele

Dica: Quer brilhar de um jeito diferente? Troque o pó de mica prateada pelas versões dourada, bronze ou cobre.

- *Frasco pequeno de vidro com tampa*

1½ colher (sopa) da Base líquida luminosa (p. 144)
1 colher (chá) de pó de mica prateada
Óleo essencial de sua preferência (veja no box abaixo)

1. Numa tigelinha, misture a Base líquida luminosa, o pó de mica e algumas gotas do óleo essencial até ficar homogêneo. Passe para o pote.

2. Com o auxílio dos dedos ou de uma esponja própria, espalhe delicadamente o creme no nariz, nas maçãs do rosto, nos cantinhos dos olhos, na área das sobrancelhas, entre o nariz e a boca e no meio da testa.

3. Mantenha em temperatura ambiente por até 6 meses.

Óleos essenciais amigos da pele

Os óleos essenciais trazem uma série de benefícios para a pele. Vejamos do que estes meus queridinhos são capazes. Se você estiver grávida ou com suspeita de gravidez, consulte a tabela da p. 35 para saber quais destes itens podem ser usados:

- **Manjericão:** bom para peles sensíveis.
- **Sálvia esclareia:** reduz inchaço.
- **Olíbano:** dá tônus e firmeza à pele.
- **Gerânio:** condiciona a pele.
- **Lavanda:** cura irritações.
- **Capim-limão:** ilumina a pele.
- **Neróli:** revitaliza peles maduras, sensíveis e em processo de envelhecimento.
- **Ylang-ylang:** estimula o crescimento celular.

VOCÊ SABIA?

Mica é o nome dado para minerais que se formam em camadas. Triturada, ela forma um pó fino, transparente e brilhante que reflete a luz, sendo perfeita para maquiagens.

MAQUIAGEM E COSMÉTICOS **147**

BLUSH CINTILANTE

Está na hora de dar atenção às bochechas. E o blush é um excelente recurso para dar um aspecto jovem e saudável ao rosto. Garanta bochechas rosadinhas com essa receita natural.

Ideal para:

♥ Todos os tipos de pele

Dica: Compre o pó de beterraba bem fininho. Triture novamente no liquidificador antes de usar. Quanto mais fino o pó, melhor é a sua aderência.

★ **Estrela da receita:**
A beterraba é riquíssima em antioxidantes, vitaminas, minerais e micronutrientes. Contém também um pigmento chamado betanina, responsável por sua cor magenta viva. Além de usar no preparo do blush, você pode empregar o pó de beterraba como corante alimentício natural.

- Potinho de maquiagem com tampa de peneira

1 colher (chá) de beterraba em pó bem fino, alcanina ou hibisco em pó

½ colher (chá) de araruta (veja as observações da p. 142)

¼ de colher (chá) de cacau em pó sem açúcar (veja a Estrela da receita da p. 72)

Uma pitada de pó de mica dourada (veja o Você sabia? da p. 147)

3 a 5 gotas de óleo essencial de lavanda (veja o Você sabia? da p. 182)

1. Coloque a beterraba em pó numa tigelinha. Acrescente a araruta e o cacau, um pouco de cada vez, até atingir a tonalidade desejada. Descarte as sobras.

2. Acrescente o pó de mica e o óleo essencial de lavanda. Mexa para misturar bem. Passe para o potinho.

3. Aperte o pincel no pó e aplique-o nas bochechas.

4. Mantenha em temperatura ambiente por até 6 meses.

Variação

Blush de efeito matte: Prepare a receita sem a mica em pó.

VOCÊ SABIA?
Antes de aplicar o blush no rosto é bom passar a loção hidratante ou um blend de óleos cosméticos que você usa normalmente. Assim, o efeito dura mais tempo.

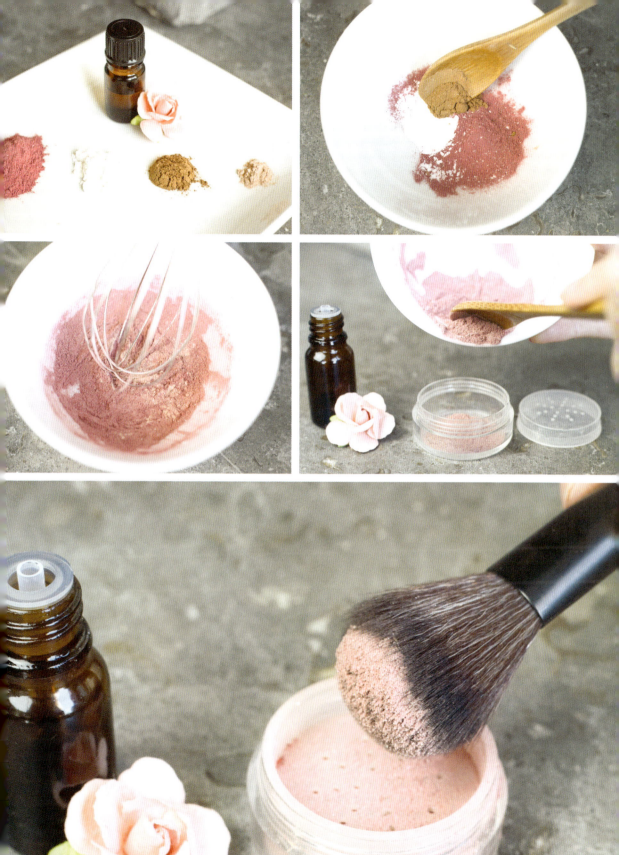

DELINEADOR RAINHA DO EGITO

Cosméticos para uso próximo dos olhos — principalmente aqueles aplicados sobre a pálpebra — devem ser os mais naturais possíveis. Não é legal deixar que as toxinas e conservantes, comuns nos cosméticos industrializados, entrem no organismo. Usando esse delineador 100% natural, seus olhos agradecem.

Ideal para:

♥ Todos os tipos de pele, principalmente
◆ sensível

Dica: Se quiser mudar a consistência do delineador, pode substituir o óleo de coco por gel de babosa, água ou manteiga de karité derretida. Experimente testar outras possibilidades nas receitas. É divertido, não acha?

- Pote de vidro ou latinha metálica com tampa

½ colher (chá) de óleo de coco
3 cápsulas de carvão vegetal ativado (veja a Dica da p. 152)

1. Coloque o óleo de coco numa tigelinha refratária de vidro. Leve ao micro-ondas em potência alta, interrompendo para mexer a cada 5 segundos, até que derreta e fique completamente homogêneo. (O tempo total depende da potência do aparelho.)

2. Abra as cápsulas de carvão e polvilhe seu pó por cima do óleo de coco. Misture para deixar homogêneo. Passe a mistura para o frasco ou para a latinha.

3. Usando um pincel inclinado apropriado para esta finalidade, delicadamente faça o contorno das linhas de cima e debaixo dos olhos.

4. Mantenha em temperatura ambiente por até 2 meses.

Variações

Delineador Rainha do Egito versão marrom: Substitua o carvão por cacau em pó sem açúcar.

Delineador Rainha do Egito versão cintilante: Para dar este efeito, acrescente uma pitada de pó de mica dourada, prateada, bronze ou cobre.

SÉRUM ESTIMULANTE PARA OS CÍLIOS

Como não tive a sorte de nascer com cílios lindos e fartos (suspiros), por um bom tempo precisei usar rímel e cílios postiços a fim de dar aquela melhorada no visual. No entanto, desde que bolei este sérum estimulante, os meus cílios ganharam mais força e saúde. Os seus também vão adorar!

Ideal para:

Cílios finos e enfraquecidos

Dica: O óleo de amêndoas ajuda a eliminar olheiras e inchaço na região. Massageie delicadamente algumas gotas na pele em volta dos olhos. Para obter excelentes resultados, faça isso duas vezes ao dia (de manhã e à noite).

★ **Estrela da receita:**
O óleo de rícino melhora a circulação sanguínea, o que estimula o crescimento do cabelo. Ele também é rico em vitamina E e proteínas.

- *Frasco pequeno de vidro com conta-gotas*

1 colher (sopa) de óleo de rícino
1 colher (sopa) de óleo de amêndoas doces
5 gotas de óleo de vitamina E (veja o Você sabia? da p. 152)

1. Numa tigelinha, misture bem os óleos de rícino, amêndoas e de vitamina E. Passe a mistura para o frasco.

2. Com o auxílio do conta-gotas, pingue de 2 a 3 gotas do sérum nas pontas dos dedos. Passe-o nos cílios. (Ou pingue o produto num pincel de rímel e use-o para a aplicação.) Repita o processo todos os dias, de preferência antes de dormir.

3. Mantenha em temperatura ambiente por até 6 meses.

VOCÊ SABIA?

Assim como os fios de cabelo, os cílios têm um ciclo de crescimento muito específico. Cada cílio dura, em média, 6 meses. Depois que um fio cai, são semanas até nascer outro no lugar.

MAQUIAGEM E COSMÉTICOS

RÍMEL VEGANO

A maioria dos rímeis industrializados contêm ingredientes que não são exatamente um primor de beleza. Alguns exemplos: 2-propanol, butil-hidroxianisol, hidroxitolueno butilado, propilenoglicol, parabenos, ftalatos e alumínio. Sério! Como é que a lei ainda permite que as empresas vendam esses venenos? E para uso nos olhos? Dê adeus a eles! Experimente este rímel 100% natural e que funciona de verdade.

Ideal para:

♥ Todos os tipos de pele, principalmente
♦ sensível

Dicas: O carvão vegetal ativado pode ser encontrado em algumas farmácias e lojas de produtos naturais. Ao comprá-lo, verifique se é vegano (sem gelatina animal) e sem glúten. Vários suplementos contêm esses aditivos, por isso vale a pena ler o rótulo.
O carvão ativado faz sujeira, podendo manchar tecidos. Use uma roupa velhinha na hora de preparar a receita.
Para deixar os cílios ainda mais incríveis, você pode usar curvex e, em seguida, aplicar uma ou duas camadas de rímel, fazendo movimentos de baixo para cima (da raiz às pontas). Com o auxílio de uma haste flexível com ponta de algodão, dê batidinhas de leve com araruta ou amido de milho nos cílios a fim de aumentar a fixação. Aplique mais uma camada de rímel e pronto!

- *Seringa pequena de uso oral*
- *Tubinho de rímel*

10 cápsulas de carvão vegetal ativado
2 colheres (chá) de gel de babosa (veja a Dica da p. 40)
⅛ de colher (chá) de óleo de vitamina E
Uma pitada de argila branca de bentonita

1. Abra as cápsulas de carvão e coloque o pó numa tigelinha. Descarte as cápsulas.

2. Acrescente o gel de babosa, o óleo de vitamina E e a argila, mexendo até formar uma mistura homogênea.

3. Insira a ponta da seringa na mistura de carvão e puxe o êmbolo para sugá-la. Em seguida, aperte o êmbolo para encher o recipiente do tubinho de rímel.

4. Aplique o produto nos cílios. Se quiser usar várias camadas, deixe cada uma secar antes de passar outra.

5. Mantenha em temperatura ambiente por até 2 meses.

VOCÊ SABIA?

O óleo de vitamina E é um conservante natural. Você pode comprá-lo em frascos, mas também pode abrir uma cápsula (reiterando: verifique se é vegano!) e espremer o conteúdo para usar.

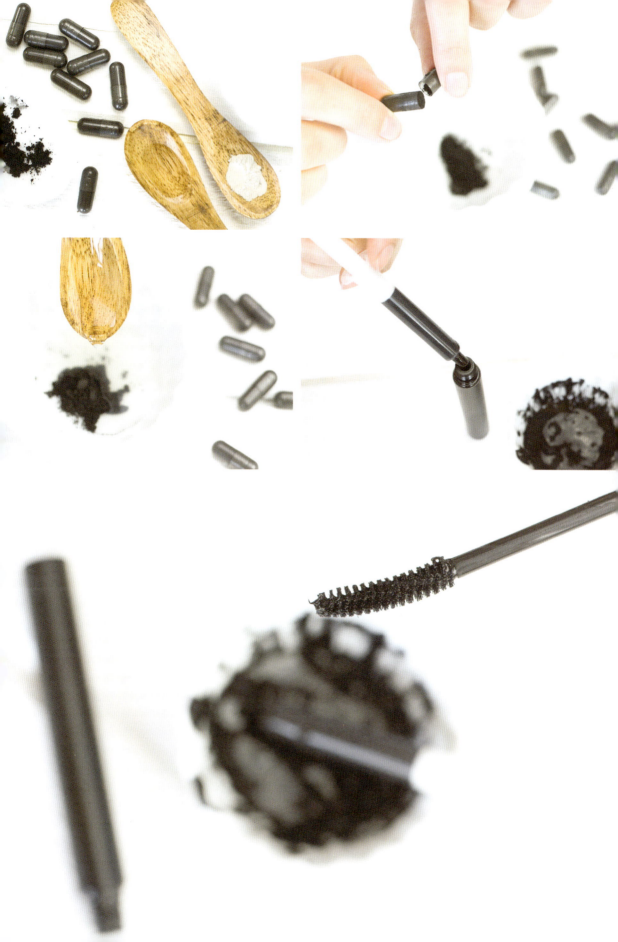

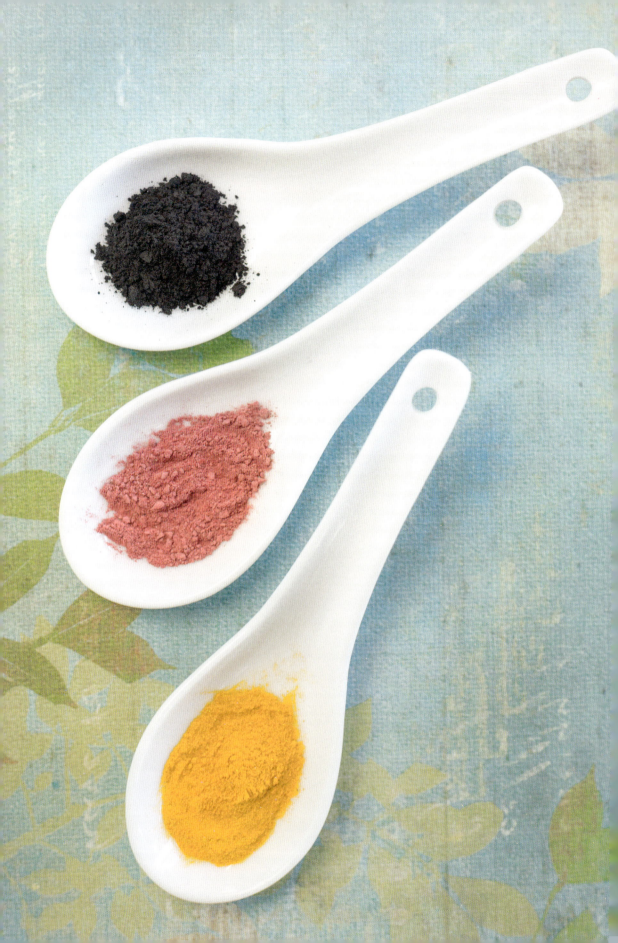

SOMBRA SPICE GIRLS

Algas em pó, carvão e especiarias: quem imagina que esses ingredientes possam embelezar os olhos? Mas por que não? São pigmentos veganos e 100% naturais, ideais para deixar você com um olhar incrível. Convoque as amigas, pegue os pincéis de maquiagem e vá já para a cozinha.

Ideal para:

♥ Todos os tipos de pele

Dicas: A araruta e o amido de milho funcionam de forma parecida, só que o amido, além de altamente processado, é produzido com milho geneticamente modificado. A araruta é mais natural, menos industrializada e funciona bem em várias receitas. Já a manteiga de karité é o elemento hidratante da sombra, ajudando a aumentar sua fixação.

★ **Estrela da receita:**
A espirulina é uma alga natural em pó que dá uma tonalidade verde à sombra. Com quase 60% de proteínas, é rica em antioxidantes, vitaminas e minerais. Também é rica em clorofila, que ajuda a retirar toxinas do organismo e possui alto teor de ferro biodisponível. Na hora de comprar, procure uma marca orgânica: a espirulina colhida por métodos convencionais pode ser contaminada com toxinas ou pode conter aditivos químicos.

- *Pote de vidro ou latinha metálica com tampa*

½ colher (chá) de araruta

½ colher (chá) de pigmentos naturais (veja no quadro abaixo)

½ colher (chá) de manteiga de karité (veja o aviso da p. 159)

1. Numa tigelinha, misture a araruta com o pigmento natural escolhido, adicionando um pouco de cada vez, até atingir a tonalidade desejada. Descarte as sobras.

2. Com o auxílio de um garfo, misture a manteiga de karité, amassando-a aos outros ingredientes para que fique bem homogêneo. Passe a mistura para o frasco ou latinha.

3. Use um pincel específico e aplique a sombra nas pálpebras.

4. Mantenha o produto em temperatura ambiente por até 6 meses.

Opções de pigmentos naturais para sombra

O céu é o limite para sua criatividade. Com essas opções naturais, você pode fazer sombras de uma infinidade de cores:

- **Preta:** use carvão vegetal ativado em pó (veja a Dica da p. 152).
- **Marrom:** cacau sem açúcar, canela e noz-moscada, todos em pó (veja o aviso da p. 145).
- **Verde:** espirulina em pó.
- **Rosa ou vermelha:** beterraba em pó, hibisco em pó ou páprica doce.
- **Amarela:** cúrcuma em pó (veja a Estrela da receita da p. 76).

SPRAY FIXADOR DE MAQUIAGEM

Você precisa que a maquiagem dure horas e, de quebra, retenha a hidratação da pele? Este spray 100% natural é a melhor pedida. Ele pode ser usado também para a aplicação no rosto durante o dia.

Ideal para:

♥ Todos os tipos de pele, principalmente ▲ seca e ◆ sensível

★ Estrela da receita:

A glicerina vegetal é extraída de óleos de sementes, como palma, soja e coco. É um item muito comum em cosméticos caseiros veganos por ser hidratante e facilmente absorvido. Além disso, não tem nenhum componente nojento de origem animal. Procure usar glicerina vegetal de boa qualidade, sem ingredientes geneticamente modificados. Verifique se há selos de origem no rótulo.

- • *Frasco de vidro com válvula de spray*
- 3 colheres (sopa) de Tônico facial de água de rosas para pele seca ou sensível (p. 54)
- 1 colher (sopa) de glicerina vegetal líquida
- 5 gotas de óleo essencial de lavanda (veja o Você sabia? da p. 182)

1. Misture o tônico de rosa, a glicerina e o óleo essencial no frasco. Agite vigorosamente até mesclar bem.

2. Antes de cada uso, sacuda o frasco a fim de deixar os componentes bem homogêneos. Borrife a mistura no rosto depois de passar a maquiagem.

3. Guarde na geladeira por até 2 semanas.

HIDRATANTE LABIAL

Sou viciada em hidratante labial. Não fico nem um minuto sem o produto nos lábios, mesmo quando estou dormindo. E, claro, sou fã da minha versão caseira. Além de controlar os ingredientes (não uso cera de abelha, que não é vegana), consigo fazer 3 unidades com esta receita.

Ideal para:

♥ Todos os tipos de pele, principalmente ▲ seca

★ Estrela da receita:

O óleo de coco é ótimo para pele e cabelo, além de ser um superalimento. É rico em antioxidantes e ácidos graxos, responsáveis pelas propriedades medicinais. Seu consumo faz bem ao coração, à digestão e à imunidade. Por ser um dos melhores hidratantes da natureza, também é incrível para tratar rachaduras labiais causadas pelo tempo frio e seco.

- *3 tubos para protetor labial*

1 colher (sopa) de cera de candelila
1 colher (sopa) de óleo de coco
$\frac{1}{4}$ de colher (chá) de manteiga de karité (veja o aviso da p. 159)
5 a 10 gotas de óleo essencial de hortelã-pimenta ou laranja

1. Num copo medidor refratário de vidro, misture a cera de candelila, o óleo de coco e a manteiga de karité. Leve ao micro-ondas em potência alta, interrompendo para mexer a cada 10 segundos, até que derreta e fique completamente homogêneo. (O tempo total depende da potência do aparelho.)

2. Junte o óleo essencial de hortelã-pimenta. Passe imediatamente para os tubinhos. Leve à geladeira por 30 minutos a fim de que esfriem e endureçam por completo.

3. Aplique nos lábios quantas vezes quiser.

4. Mantenha em temperatura ambiente por até 6 meses.

VOCÊ SABIA?

A cera de candelila é um ingrediente incrível para a cosmetologia vegana, pois funciona como uma excelente alternativa vegetal à cera de abelha. Inclusive, ela deixa o protetor labial mais macio que a própria cera de abelha.

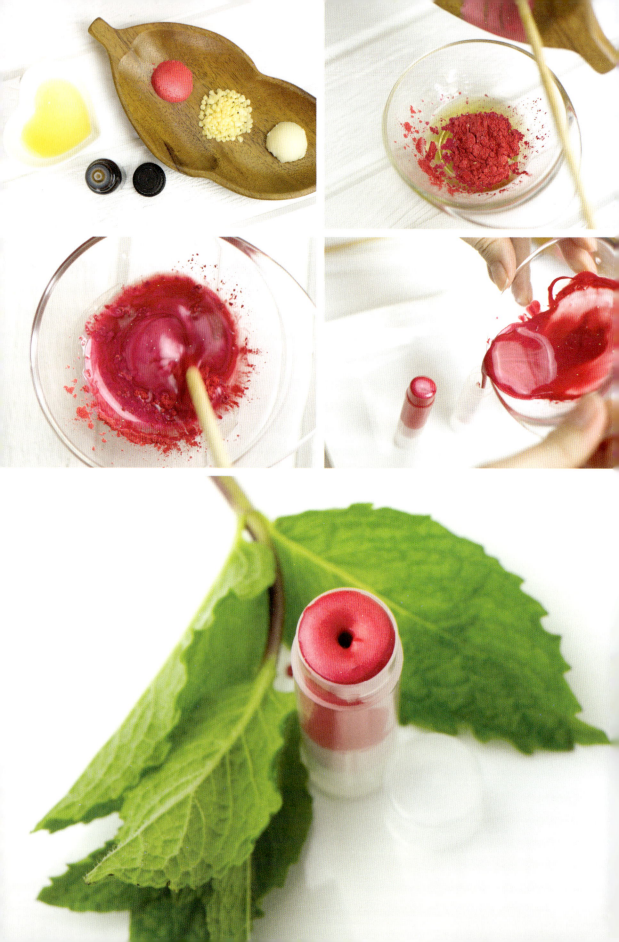

BATOM DE MANTEIGA DE KARITÉ

Várias marcas comerciais de batom apresentam metais pesados, inclusive chumbo. Chumbo! E como se não bastasse, um monte deles são pigmentados com carmim, que nada mais é que inseto esmagado! Eca! Como acabamos ingerindo batom ao longo do dia e também nas refeições, vamos usar apenas os mais naturais possíveis, certo? E nada de inseto esmagado.

Ideal para:

♥ Todos os tipos de pele, principalmente ▲ seca

Dica: Se quiser, pode aumentar a quantidade de mica rosa ou vermelha até, no máximo, 1 colher (sopa) para obter uma cor mais intensa.

★ Estrela da receita:

A manteiga de karité é rica em ácidos graxos essenciais, fitoesteróis (fito = planta), vitaminas D e E, pró-vitamina A e alantoína, que protege a pele dos raios UV, da poluição, das más condições climáticas e da desidratação. Também é boa para cortes e queimaduras.

- *2 latinhas ou tubos para protetor labial*

1 colher (chá) de manteiga de karité (veja o aviso abaixo) ou de manteiga de cacau ralada (veja a Dica da p. 56)

1 colher (chá) de azeite de oliva, óleo de jojoba, de amêndoas doces ou de coco

¾ de colher (chá) de cera de candelila (veja o Você sabia? da p. 157)

1 colher (chá) de mica em pó rosa ou vermelha

3 a 5 gotas de óleo essencial de hortelã-pimenta (veja o Você sabia? da p. 170)

1. Numa tigela ou copo medidor refratário de vidro, misture a manteiga de karité, o azeite de oliva e a cera de candelila. Leve ao micro-ondas em potência alta, interrompendo para mexer a cada 10 segundos, até que os ingredientes derretam e fiquem completamente homogêneos. (O tempo total depende da potência do aparelho.)

2. Acrescente a mica em pó e o óleo essencial. Mexa para mesclar bem. Passe imediatamente para os tubinhos. Leve à geladeira por 30 minutos ou até que esfriem e endureçam por completo.

3. Aplique nos lábios quantas vezes quiser.

4. Mantenha em temperatura ambiente por até 6 meses.

VOCÊ SABIA?

A manteiga de karité é extraída das castanhas da árvore de karité, típica das savanas da África Ocidental. Considerada sagrada, floresce apenas depois de completar 20 anos. E algumas delas vivem até 200 anos!

Atenção: Tem alergia a oleaginosas? Consulte o médico antes de usar manteiga de karité.

MAQUIAGEM E COSMÉTICOS **159**

TINTA PARA LÁBIOS E BOCHECHAS

Delicadinho e fácil de fazer, este produto dois em um deixa o rosto com um toque de rubor. Vai parecer que você ficou corada depois de um elogio! Antes de começar, coloque luvas descartáveis, pois o ingrediente principal pode fazer certa sujeira...

Ideal para:

● Pele normal, ▲ seca, ◐ mista e ▦ madura

Dica: Cozinhar a beterraba antes de batê-la em purê ajuda a maximizar a cor.

★ **Estrela da receita:**
A beterraba, além de deixar os cosméticos com uma tonalidade naturalmente rosada, faz muito bem à saúde. Seu suco é energizante e tem efeito protetor para o fígado. É naturalmente rica em nitrato, que aumenta as reservas de óxido de nitrato no organismo, melhorando a circulação sanguínea no cérebro, coração e músculos. Graças aos outros fitonutrientes, também ajuda a diminuir a pressão arterial.

- *Liquidificador ou processador de alimentos*
- *Peneira fina (opcional)*
- *Pote de vidro ou latinha metálica com tampa*

1   beterraba pequena bem lavada (veja o aviso abaixo)
2   colheres (sopa) de óleo de coco (veja a Estrela da receita da p. 157)
1   colher (chá) de suco de limão-siciliano espremido na hora
2   gotas de óleo de vitamina E

1. Cozinhe a beterraba numa panelinha de água fervente por 20 a 30 minutos, ou até que fique macia para espetar com um garfo. Escorra, descasque e corte em pedaços pequenos.

2. No liquidificador, bata a beterraba, o óleo de coco, o suco de limão e o óleo de vitamina E. Bata até formar um creme liso.

3. Apoie a peneira (caso use) sobre uma tigelinha e passe a mistura, apertando com uma espátula de borracha. (Se não fizer questão de uma textura lisinha, pode pular esse processo.) Passe o creme para o frasco ou para a latinha. Espere esfriar completamente.

4. Aplique nos lábios com o auxílio de um pincel próprio. No rosto, espalhe com os dedos.

5. Guarde na geladeira por até 1 mês.

VOCÊ SABIA?

Como o suco de beterraba é um desintoxicante potente, incorpore-o gradualmente à alimentação. Comece com ¼ de xícara e aumente a quantidade aos poucos, até chegar a 1 a 2 xícaras por dia.

Atenção: Se quiser usar o suco de beterraba no tratamento contra a hipertensão arterial, consulte seu médico. E jamais ajuste a dosagem dos remédios sem antes buscar orientação de um especialista.

160   MAQUIAGEM E COSMÉTICOS

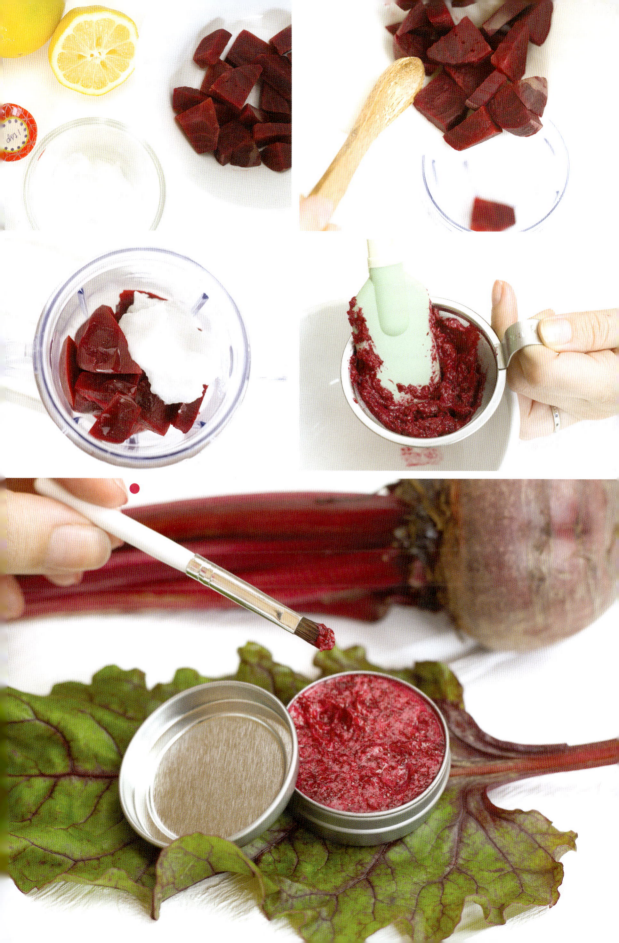

HIDRATANTE LABIAL COLORIDO

Se você é como eu e está sempre em busca de dicas de maquiagem, vai adorar este hidratante labial, que ainda dá uma leve corzinha aos lábios. É perfeito para os dias em que bate a preguiça de passar batom.

Ideal para:

♥ Todos os tipos de pele, principalmente ▲ seca

★ Estrela da receita:

A alcanina é um pigmento em pó produzido a partir das raízes vermelhas da planta alcana (*Alkanna tinctoria*), que tem lindas flores de cor violeta. Muito usada para tingir sabonetes e roupas, produz uma gama de cores: roxo, azul e até rosa avermelhado, dependendo do pH do ambiente onde está. Também é muito utilizada em batons vermelhos.

- *2 latinhas ou tubos para protetor labial*
- 1 colher (sopa) de óleo de coco (veja a Estrela da receita da p. 157)
- 1 colher (chá) de cera de candelila (veja o Você sabia? da p. 157)
- ¼ de colher (chá) de alcanina ou beterraba em pó
- 1 gota de óleo de vitamina E

1. Num copo medidor refratário de vidro, misture o óleo de coco e a cera de candelila. Leve ao micro-ondas em potência alta, interrompendo para mexer a cada 10 segundos, até que os ingredientes derretam e fiquem completamente homogêneos. (O tempo total depende da potência do aparelho.)

2. Acrescente a alcanina e o óleo de vitamina E. Mexa para mesclar bem. Passe imediatamente para os tubinhos. Leve à geladeira por 30 minutos a fim de que esfriem e endureçam por completo.

3. Aplique nos lábios quantas vezes quiser.

4. Mantenha em temperatura ambiente por até 6 meses.

VOCÊ SABIA?

Óleos com infusão de alcanina têm propriedades calmantes e emolientes para peles inflamadas, irritadas ou com coceira. São ótimos para controlar os sintomas de eczema e de acne. Adstringentes e antimicrobianas, as pomadas à base de alcanina ajudam a tratar lesões de menor gravidade.

162 MAQUIAGEM E COSMÉTICOS

Capítulo 8

COSMÉTICOS UNISSEX

Desodorante em spray 165
Desodorante em creme 166
Talco de baunilha 168
Antisséptico bucal de menta 169
Pasta de dente de hortelã-pimenta 170
Clareador dental natural (carvão) 172
Clareador dental natural (morango) 173
Creme de barbear de coco e karité 175
Loção pós-barba de hamamélis 176
Repelente natural 178
Óleo para cutículas 179
Creme de amêndoas para as mãos 180
Higienizante para mãos de lavanda 182

DETOX NAS AXILAS

Decidiu dar adeus ao antitranspirante comum? Pretende aderir aos desodorantes naturais? Parabéns! E agora? O primeiro passo é fazer um detox nas axilas. Mas por quê? Porque o produto natural funciona melhor se você começar do zero. A maioria dos antitranspirantes industrializados utiliza substâncias à base de alumínio, que bloqueiam as glândulas sudoríparas. Por isso é importante eliminar os resíduos acumulados. Como esses itens têm relação com uma série de problemas de saúde, inclusive doença de Alzheimer, o ideal é reduzir a exposição a eles. Além do mais, o corpo humano foi feito para suar. É uma função natural e essencial, a fim de que o organismo elimine toxinas da pele.

Com a troca do antitranspirante comum pelo natural, as glândulas e os poros entram num processo de desobstrução, voltando a funcionar bem. Conforme o organismo começa a se ajustar a esse novo regime, passa a eliminar toxinas e outros resíduos indesejáveis acumulados (células mortas, produtos químicos etc). Só que, nesse processo, você pode ficar... como posso dizer? Com um cheirinho mais forte que o normal. Mas não desista! Não volte para o antitranspirante comum, apesar da tentação. Essa mudança é um sinal de que você está se desintoxicando. E o período de cheiro natural mais forte dura cerca de 1 semana. Vale a pena. Dica: Praticar atividade física e beber bastante água ajuda a acelerar essa transição.

Depois desse período de desintoxicação, a melhor maneira de controlar o mau cheiro das axilas é matando as bactérias que se proliferam no local. Neste capítulo, ensino os meios para conseguir isso, com desodorantes veganos, naturais, feitos com carinho e sem sofrimento animal.

Não tão naturebas assim

Até mesmo algumas marcas "naturais" de desodorante contêm ingredientes químicos (consulte pp. 17-20 para saber quais são as piores). Leia sempre as listas de ingredientes. Não use produtos que contenham componentes com possíveis efeitos tóxicos, como:

- Fragrâncias
- Imidazolidinil ureia
- Octoxinol e nonoxinol
- Parabenos
- Propilenoglicol
- Pigmentos sintéticos
- Triclosano
- Trietanolamina (TEA)

164   COSMÉTICOS UNISSEX

DESODORANTE EM SPRAY

Com esta receita de desodorante caseiro, você vai parar de torrar seu suado e rico dinheirinho em produtos industrializados. Sua fórmula em spray não contém bicarbonato de sódio, sendo ótima opção para quem tem pele sensível. Borrife e aproveite o dia todo cheirosinha!

Ideal para:

♥ Todos os tipos de pele, principalmente
◆ sensível

Dica: Ao escolher os óleos essenciais, experimente os mais indicados para o combate aos maus odores, que cito na p. 166. Um dos meus preferidos para este desodorante em spray é o de laranja. Ele tem propriedades antibacterianas, antifúngicas, anti--inflamatórias e antissépticas. Também ajuda na desintoxicação natural da pele.

- *Frasco de vidro com válvula de spray*

60 g de hamamélis (veja a Estrela da receita da p. 176)
12 gotas de óleo essencial de sua preferência

1. Coloque a hamamélis e o óleo essencial no frasco. Agite vigorosamente para misturar bem.
2. Antes de cada uso, agite o frasco a fim de mesclar os componentes. Borrife nas axilas. Deixe secar.
3. Mantenha em temperatura ambiente por até 3 meses.

Cuidados pessoais personalizados

Não é nada legal usar itens de higiene, como pasta de dente e desodorante, carregados de ingredientes. Por serem produtos de uso diário (empregados mais de uma vez ao dia em alguns casos), está mais do que na hora de fazer um detox na sua rotina de higiene. Quando você para de utilizar industrializados de má qualidade e carregados de química, diminui a exposição a substâncias químicas, abrindo espaço para ingredientes mais saudáveis. Confeccionar produtos de higiene pessoal é uma prova de amor pelo seu corpo e pelo planeta. Dessa forma, você consegue controlar o que vai em cada fórmula. Dentes, axilas e o seu corpo como um todo agradecem.

VOCÊ SABIA?

Se você sofre de ansiedade ou depressão leve, experimente fazer inalações profundas de 8 a 10 vezes diretamente no frasco de óleo essencial de laranja (ou pingue gotas num difusor). Seu aroma pode ajudar as pessoas a ficarem mais felizes e otimistas.

COSMÉTICOS UNISSEX **165**

DESODORANTE EM CREME

Cansou de procurar um desodorante puro e natural que não custe uma fortuna? Eu também! Muito simples, este produto caseiro tem ingredientes seguros e eficientes. É pá-pum. Adeus, fudum!

Ideal para:

● Pele normal, ▲ seca, ◖ mista, ■ madura e ● oleosa/com tendência a acne

Dica: Os óleos essenciais de melaleuca, lavanda e capim-limão são excelentes para combater maus odores. Bastam algumas gotinhas para garantir um perfume maravilhoso!

★ **Estrela da receita:** O óleo de coco é um excelente emoliente. Suas gorduras saturadas são primordialmente formadas por ácidos graxos de cadeia média, que não são facilmente armazenadas como gordura no organismo.

- Frasco pequeno de vidro com tampa

3 colheres (sopa) de araruta ou de amido de milho

1 colher (sopa) de bicarbonato de sódio (veja o aviso da p. 168) ou de argila branca caulinita

2 colheres (sopa) de óleo de coco

5 gotas de óleo essencial de sua preferência

1. Numa tigelinha, misture bem a araruta e o bicarbonato de sódio. Reserve.

2. Coloque o óleo de coco numa tigelinha refratária de vidro. Leve ao micro-ondas em potência alta, interrompendo para mexer a cada 5 segundos, para que derreta e fique completamente homogêneo. (O tempo total depende da potência do aparelho.)

3. Acrescente o óleo à mistura de araruta mais os óleos essenciais, até formar uma pasta. Passe para o potinho.

4. Com o auxílio dos dedos, esfregue uma pequena quantidade do creme nas axilas, esperando a total absorção.

5. Guarde em temperatura ambiente por até 1 ano.

VOCÊ SABIA?

Alguns estudos mostram que incluir o óleo de coco na alimentação pode aumentar as taxas de HDL (colesterol bom), melhorar a sensibilidade à insulina de pacientes com diabetes do tipo 2 e, de quebra, ajudar no emagrecimento.

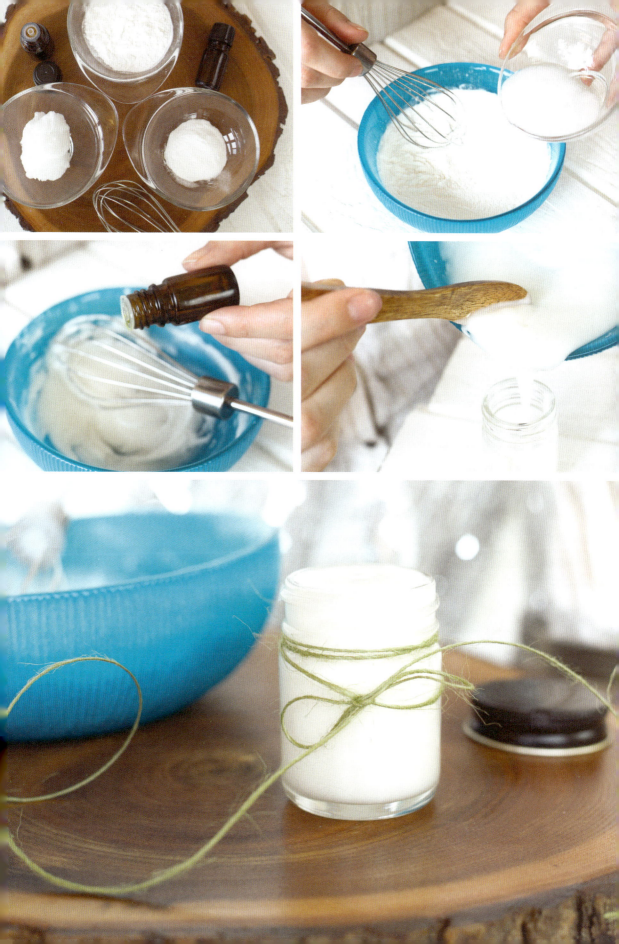

TALCO DE BAUNILHA

Tem dias que o suor não dá trégua. Como não existe um desodorante para o corpo, aposto em talcos, principalmente este, com aroma de baunilha. Tenho verdadeira adoração por baunilha. Um dos meus objetivos de vida é sempre estar com este perfume maravilhoso. Assim, esta receita é um passo para o sucesso! Quer um aroma mais neutro ou mais masculino? Troque a baunilha por seus óleos essenciais preferidos.

Ideal para:

♥ Todos os tipos de pele

Dica: Acrescente mica dourada, prateada, bronze ou cobre à receita para dar um efeito cintilante. Você pode usar uma quantidade maior ou menor de baunilha em pó, a gosto.

★ Estrela da receita:

Antifúngico e antisséptico, o bicarbonato de sódio é um desodorante natural. Ele também absorve a umidade da pele, ajudando a mantê-la seca.

A baunilha em pó contém pequenas quantidades de vitamina C e cálcio. Ela confere aos preparos culinários um sabor puro e doce característico, perfeito para ser adicionado ao seu próximo smoothie.

- *Potinho de maquiagem com tampa de peneira*

1 xícara de araruta ou farinha de arroz branco

2 colheres (sopa) de bicarbonato de sódio (veja o aviso abaixo)

1 colher (sopa) de baunilha em pó

1. Numa tigelinha, misture bem a araruta, o bicarbonato de sódio e a baunilha. Passe para o potinho.

2. Use na parte interna de sapatos, nos pés, nas axilas ou em outras partes que suem muito.

3. Guarde em temperatura ambiente por até 1 ano.

Atenção: O bicarbonato de sódio é um ingrediente muito seguro. Infelizmente, algumas pessoas de pele sensível apresentam reação ao produto. A boa notícia é que você pode retirá-lo da receita caso não se adapte.

VOCÊ SABIA?

Na aromaterapia, a baunilha é a pedida certa para acalmar, relaxar e melhorar o humor. Também reduz estresse, tensão, irritabilidade e sentimentos de raiva.

ANTISSÉPTICO BUCAL DE MENTA

A maioria dos antissépticos bucais contém ingredientes duvidosos, como lauril éter sulfato de sódio, ftalatos, parabenos, adoçantes artificiais, pigmentos e sabores sintéticos. Você quer mesmo se expor a tanta química? Pois agora não precisa mais se submeter a toxinas para conseguir um hálito fresco.

Ideal para:

Dentes e gengivas saudáveis

Dica: Não é obrigatório fazer o antisséptico adocicado, mas pode tornar a experiência menos estimulante. O xilitol é um adoçante natural encontrado em frutas. Vendido em forma de pó, pode ser adicionado a líquidos. Se não quiser usar ou caso não encontre, substitua-o por uma pitada de estévia.

- Frasco de vidro com tampa

1 xícara de água filtrada

¼ de xícara de hamamélis (veja a Estrela da receita da p. 176)

1 colher (sopa) de bicarbonato de sódio (veja a Estrela da receita da p. 170)

½ colher (chá) de xilitol em pó (opcional)

12 gotas de óleo essencial de hortelã-pimenta (veja o Você sabia? da p. 170)

1. Misture a hamamélis, o bicarbonato de sódio, o xilitol (caso use) e o óleo essencial de hortelã no frasco. Agite vigorosamente para mesclar bem.

2. Antes de cada uso, agite o frasco a fim de misturar os componentes. Bocheche de 1 a 2 colheres (sopa) de antisséptico por cerca de 1 minuto depois da escovação. Cuspa e enxágue a boca com água.

3. Guarde na geladeira por até 2 semanas.

VOCÊ SABIA?

A estévia é uma plantinha verde originária do Paraguai. Contém glucosídeos de esteviol, substâncias naturais de origem vegetal responsáveis por deixá-la muito, muito, muito mais doce que o açúcar. Suas folhas têm proteínas, fibras, carboidratos, vitaminas A e C, além de sais minerais como ferro e zinco. Você pode usar a estévia para substituir o açúcar em chás, café e várias receitas veganas.

PASTA DE DENTE DE HORTELÃ-PIMENTA

Quando pensamos em produtos de uso bucal (e que, por esse motivo, acabam sendo ingeridos), o ideal é passar longe de ingredientes sintéticos de nome impronunciável. As pastas de dente convencionais contêm muitos desses ingredientes ruins. Troque-as por esta versão caseira e natural, que deixa os dentes brancos como pérolas.

Ideal para:

Dentes e gengivas saudáveis

★ Estrela da receita:

O bicarbonato de sódio branqueia e ilumina o sorriso naturalmente. Suas propriedades alcalinizantes também evitam que os ácidos prejudiquem o esmalte dos dentes.

$\frac{1}{3}$ de xícara de bicarbonato de sódio

1 colher (chá) de sal marinho fino (veja a Estrela da receita da p. 138)

1 envelopinho de estévia (opcional) (veja o Você sabia? da p. 169)

15 gotas de óleo essencial de hortelã-pimenta

Óleo de coco (veja as observações da p. 166)

1. Numa tigelinha, misture bem o bicarbonato de sódio, o sal, a estévia (caso use) e o óleo essencial de hortelã-pimenta, até ficar homogêneo.

2. Junte o óleo de coco aos poucos, amassando com um garfo até formar uma pasta da consistência desejada. Passe para o pote.

3. Umedeça as cerdas da escova de dentes em água e pressione na pasta. Escove os dentes. Enxágue.

4. Mantenha em temperatura ambiente por até 6 meses.

VOCÊ SABIA?

O óleo essencial de hortelã-pimenta é excelente para pastas de dente graças às suas propriedades antissépticas e antimicrobianas. Ele limpa os dentes, mata bactérias e refresca o hálito.

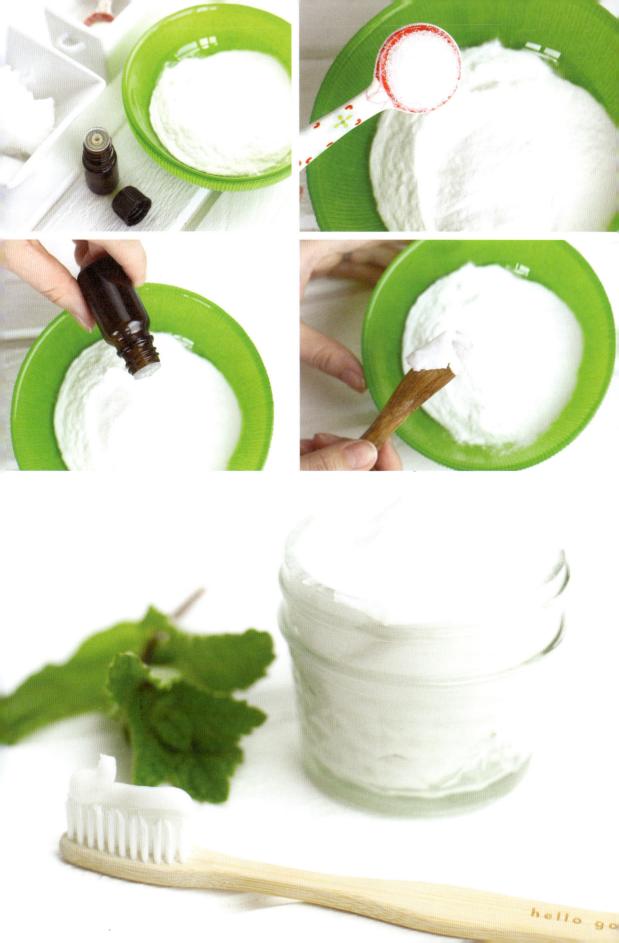

CLAREADOR DENTAL NATURAL (CARVÃO)

Às vezes, para ficarmos limpos, precisamos nos sujar antes. Este tratamento deixa a boca preta, preta, pretinha. No entanto, depois de enxaguar com água, seus dentes ficarão lindos e brilhantes. Como o carvão mancha tecidos, use uma camiseta velha na hora do preparo.

Ideal para:

Dentes e gengivas saudáveis

Dica: Ao comprar as cápsulas de carvão ativado, verifique se são veganas (sem gelatina animal) e sem glúten. Vários suplementos contêm esses aditivos, por isso valer a pena ler o rótulo.

★ **Estrela da receita:**
Poroso e com propriedades naturalmente adesivas, o carvão vegetal adere aos taninos dos principais causadores de manchas nos dentes, como café, chá, vinho e alguns alimentos.

2 cápsulas de carvão vegetal ativado (veja o aviso abaixo)
Água filtrada

1. Abra as cápsulas de carvão e coloque seu pó numa tigelinha.
2. Junte a água aos poucos, misturando até formar uma pastinha.
3. Com o auxílio do dedo, esfregue levemente a pasta nos dentes para cobrir os dentes. Deixa fazer efeito de 3 a 5 minutos.
4. Enxágue com água. Escove os dentes com pasta para retirar os resíduos.

Precaução: Por ser um tratamento bucal, use apenas carvão do tipo ativado, seguro para consumo. O carvão vegetal ativado pode ser encontrado em algumas farmácias e lojas de produtos naturais.

CLAREADOR DENTAL NATURAL (MORANGO)

Acha que, para clarear os dentes, precisa vender a alma aos terríveis clareadores sintéticos? Nada disso! Esqueça os tratamentos convencionais e se jogue neste clareador 100% natural. Você também pode experimentar com outras frutas (veja no quadro abaixo).

Ideal para:

Dentes e gengivas saudáveis

★ Estrela da receita:

O morango contém ácido málico, que ajuda a retirar manchas de descoloração nos dentes causadas pelo consumo de comida e bebida.

- *Pilão/almofariz (opcional)*

½ **morango pequeno e maduro sem o cabinho**
Bicarbonato de sódio (veja o aviso abaixo)

1. Amasse o morango no pilão (ou com um garfo num pratinho). Acrescente bicarbonato de sódio em quantidade suficiente para formar uma pasta.
2. Molhe a escova de dentes em água e pressione na pasta de morango. Esfregue-a nos dentes. Deixe fazer efeito de 3 a 5 minutos.
3. Enxágue com água. Escove os dentes com pasta para retirar os resíduos.

Casca de banana também clareia os dentes

Há muito se diz que a casca de banana também pode ser usada como clareador dental. Por que não experimentar? A banana é rica em potássio, magnésio e manganês, excelentes para a saúde dos dentes. Descasque uma banana fresca e madura (coma a fruta, claro!). Esfregue o interior da casca nos dentes. Deixe agir por 2 minutos, enxágue e escove normalmente. Experimente fazer esse tratamento 2 vezes por semana, durante cerca de 1 mês. Seu sorriso agradece.

Atenção: Como este tratamento é um tanto abrasivo, recomendo que você o faça de 1 a 2 vezes por semana, no máximo.

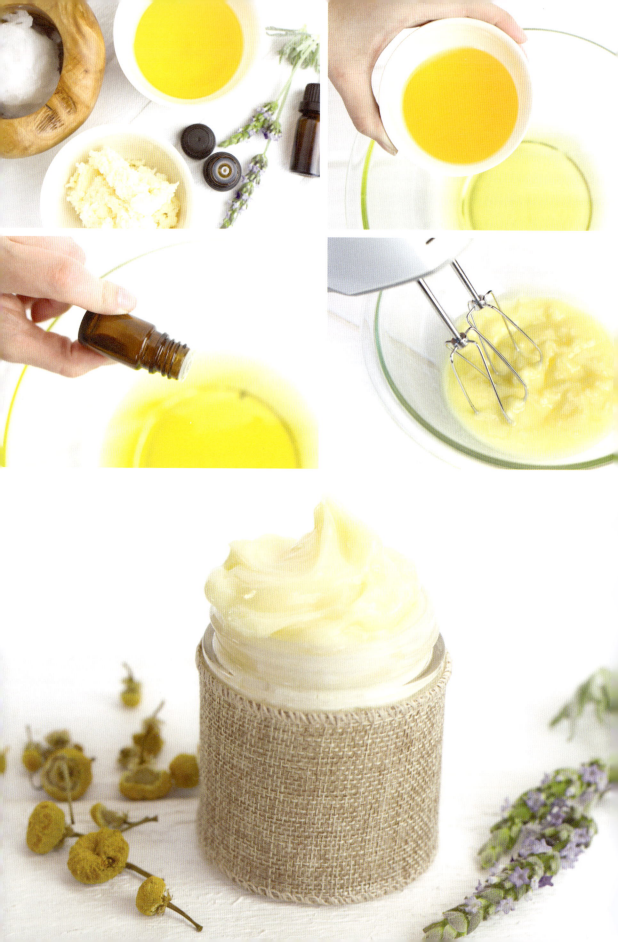

CREME DE BARBEAR DE COCO E KARITÉ

Prepare-se para a melhor barbeada da sua vida. Sem perfumes desnecessários e ingredientes sintéticos, este creme de barbear é supernutritivo e hidratante. Ele deixa o rosto muito macio, pronto para ganhar muitos beijinhos. E o melhor: custa uma bagatela.

Ideal para:

● Pele normal, ◐ mista, ▲ seca, ◆ sensível e ■ madura

Dica: A camomila tem ação antibacteriana, antifúngica, anti-inflamatória e antisséptica. Também é hipolargênica, sendo uma opção suave para peles sensíveis.

★ Estrela da receita:

O óleo de coco orgânico prensado a frio (cru) é rico em vitaminas, sais minerais e ácidos graxos, principalmente os ácidos láurico e caprílico, que têm ação antibacteriana. Eles ajudam a proteger as membranas das células da pele.

- Mixer de mão
- Pote com tampa

$1/3$ de xícara de óleo de coco

$1/3$ de xícara de manteiga de karité (veja o aviso da p. 159)

$1/4$ de xícara de óleo de jojoba (veja o Você sabia? da p. 179)

5 gotas de óleo essencial de lavanda (veja o Você sabia? da p. 182)

5 gotas de óleo essencial de camomila

1. Coloque o óleo de coco e a manteiga de karité numa tigelinha refratária de metal ou vidro (veja a Dica da p. 57). Ponha 4 cm de água numa panela, leve ao fogo e espere levantar fervura. Apoie a tigela sobre a panela, tomando cuidado para que o fundo não encoste na água. Aqueça, mexendo de 5 a 10 minutos, ou até que a mistura derreta e fique homogênea.

2. Retire a tigela do fogo. Acrescente o óleo de jojoba e os óleos essenciais de lavanda e camomila. Leve à geladeira por 30 minutos para engrossar.

3. Retire a tigela da geladeira. Usando o mixer de mão, bata a mistura em velocidade alta de 2 a 3 minutos, ou até ficar cremosa. Passe para o pote.

4. Com o auxílio dos dedos ou de um pincel de barbear, espalhe o creme no rosto e faça a barba. Enxágue com água morna e seque com uma toalha. Em seguida, passe hidratante.

5. Guarde no boxe do chuveiro por até 6 meses.

VOCÊ SABIA?

O óleo de coco tem um FPS natural que varia de 8 a 10, podendo ser um aliado na proteção contra os malefícios dos raios UV.

COSMÉTICOS UNISSEX

LOÇÃO PÓS-BARBA DE HAMAMÉLIS

Os homens adoram esta poção. A hamamélis reduz e tonifica os poros depois da retirada da barba, sujeirinhas e excesso de oleosidade. Além disso, evita irritação. Esta receita também tem ação antimicrobiana, ou seja: mata bactérias, impedindo que os cortes na pele infeccionem. O aroma fresco da hortelã-pimenta ajuda a despertar.

Ideal para:

● Pele normal,
◑ mista e oleosa/com tendência a acne

★ **Estrela da receita:**
A hamamélis é um remédio natural bem tradicional – sua avó provavelmente a tinha na farmacinha caseira, e ela estava coberta de razão! A hamamélis pode ser usada numa série de tratamentos naturais. Por ser adstringente e suavemente antibacteriana, reduz poros, limpa a pele e combate a acne.

- *Funil pequeno*
- *Frasco de vidro com válvula de spray*

⅓ de xícara de hamamélis

2 colheres (sopa) de glicerina vegetal líquida (Veja a Estrela da receita da p. 156)

15 gotas de óleo essencial de alecrim (veja o aviso da p. 60)

15 gotas de óleo essencial de hortelã-pimenta

1. Com o auxílio do funil, coloque no frasco a hamamélis, a glicerina e os óleos essenciais de alecrim e hortelã-pimenta. Agite vigorosamente para misturar bem.

2. Antes de cada uso, agite o frasco a fim de mesclar os componentes. Borrife a loção diretamente no rosto ou nas mãos, para espalhá-la.

3. Mantenha em temperatura ambiente por até 6 meses.

VOCÊ SABIA?

Estudiosos da Wheeling Jesuit University, nos Estados Unidos, constataram que, quando os participantes de uma pesquisa cheiravam o aroma de hortelã-pimenta e canela por 30 segundos a cada 15 minutos ao volante, ficavam mais alertas e menos ansiosos, frustrados e cansados.

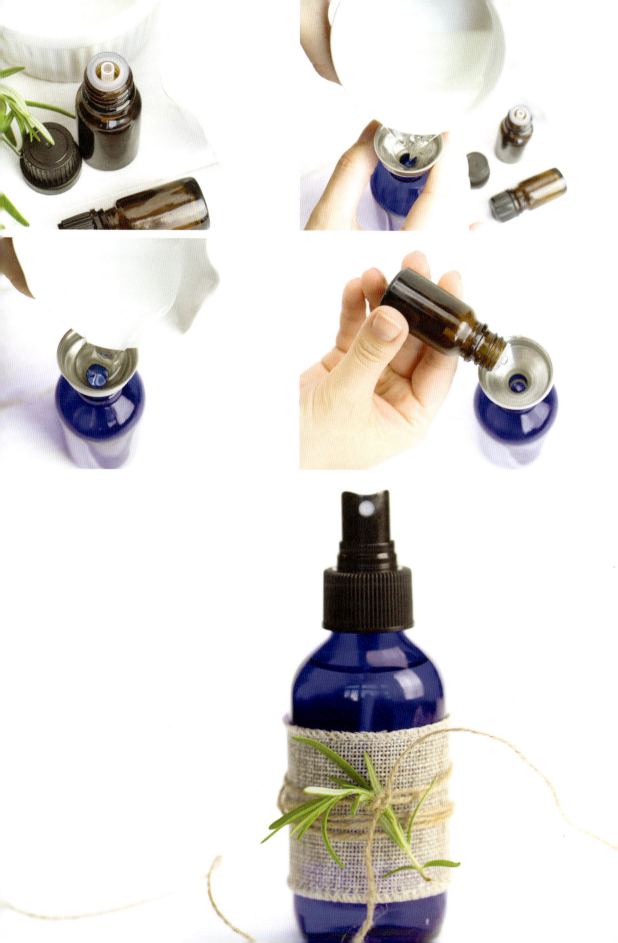

REPELENTE NATURAL

Quando eu era pequenininha, mamãe sempre dizia que eu devia ter sangue doce. Isso porque vivia sendo picada por insetos! Até hoje atraio mosquito. Mas troquei os repelentes industrializados e cheios de química por minha receita caseira e fácil de repelente natural. Pode confiar: funciona superbem até para quem tem sangue "doce", como eu.

Ideal para:

♥ Todos os tipos de pele

Dica: O óleo essencial produzido de folhas e galhos de eucalipto citriodora, ou eucalipto--limão (*Eucalyptus citriodora* ou *Corymbia citriodora*), tem uma fragrância herbal e cítrica, muito usada em repelentes naturais.

★ **Estrela da receita:**
Uma pesquisa realizada em 2002 pela London School of Hygiene and Tropical Medicine mostrou que os repelentes produzidos com óleo essencial de eucalipto-limão (do qual 30% é formado do componente ativo p-mentano-diol) tiveram 96,89% de eficácia contra mosquitos num período de 4 horas. É bem melhor que o Deet (usado em muitos repelentes químicos), que ofereceu proteção de apenas 84,81% no mesmo período.

- *Frasco de vidro com válvula de spray*

2 colheres (sopa) de hamamélis (veja o Estrela da receita da p. 176)

2 colheres (sopa) de óleo de jojoba (veja o Você sabia? da p. 179)

½ colher (chá) de óleo de vitamina E (veja o Você sabia? da p. 152)

50 gotas de óleo essencial de eucalipto-limão (veja o aviso abaixo)

15 gotas de óleo essencial de lavanda (veja o Você sabia? da p. 182)

15 gotas de óleo essencial de citronela (veja o aviso abaixo)

1. Misture a hamamélis, o óleo de jojoba, o óleo de vitamina E e os óleos essenciais de eucalipto-limão, lavanda e citronela no frasco. Agite até ficar homogêneo.

2. Antes de cada uso, agite o frasco a fim de mesclar os componentes. Borrife o repelente direto na pele ou espalhe nas mãos antes de passar no corpo, principalmente nas áreas mais delicadas, como em volta dos olhos e da boca.

3. Mantenha em temperatura ambiente por até 6 meses.

Atenção: Não use óleo essencial de eucalipto-limão nem de citronela se estiver grávida ou com suspeita de gravidez.

VOCÊ SABIA?
Os mosquitos fêmeas sugam sangue para se manter férteis – os machos não fazem isso.

178 COSMÉTICOS UNISSEX

ÓLEO PARA CUTÍCULAS

Se suas unhas precisam de um cuidado extra, aposte neste óleo nutritivo. O blend de óleo de jojoba e dos essenciais herbais, além de ter um aroma maravilhoso, ajuda a fortalecer as cutículas, deixando-as mais saudáveis.

Ideal para:

♥ Todos os tipos de pele, principalmente ▲ seca

Dica: Se suas cutículas estiverem danificadas ou ressecadas, aplique o óleo no mínimo de 2 a 3 vezes ao dia. Já se estiverem em bom estado, passe de 1 a 2 vezes diariamente, para a manutenção.

- Frasco de vidro com tampa

½ xícara de óleo de jojoba

12 gotas de óleo essencial de hortelã-pimenta (veja o Você sabia? da p. 176)

8 gotas de óleo essencial de lavanda (veja o Você sabia? da p. 182)

1. Misture no frasco o óleo de jojoba e os óleos essenciais de hortelã-pimenta e lavanda. Agite vigorosamente para misturar bem.

2. Antes de cada uso, sacuda o frasco a fim de mesclar os componentes. Use uma pequena quantidade de óleo para massagear as unhas antes de dormir, dando atenção especial às cutículas.

3. Mantenha em temperatura ambiente por até 6 meses.

VOCÊ SABIA?

O óleo de jojoba tem boa durabilidade — no frasco, dura até 3 anos. Por não conter triglicerídeos como outros óleos vegetais (como o de semente de uva ou de coco), não oxida nem fica rançoso com facilidade.

CREME DE AMÊNDOAS PARA AS MÃOS

Está com as patinhas ressecadas e rachando? Com esse creme elas vão ficar macias de novo. Além de ser rico em óleos naturais super-hidratantes, ele é rapidamente absorvido pela pele.

Ideal para:

♥ Todos os tipos de pele, principalmente ▲ seca

Dica: Quando consumido com regularidade, o óleo de coco confere um tom uniforme à pele e reduz o tamanho dos poros. Ele também melhora a imunidade e os níveis de energia do organismo. Contém ácidos graxos importantes (cáprico, caprílico e láurico), com propriedades desinfetantes e antimicrobianas. Eles protegem a pele contra infecções. O coco ainda possui uma pequena quantidade da vitamina E, que é antioxidante e ajuda a proteger a pele dos danos causados pelos radicais livres.

⭐ **Estrela da receita:**
O óleo de amêndoas doces tem altos níveis de ácidos graxos, que agem como emolientes naturais para a pele. É excelente em cremes para as mãos.

• *Pote de vidro com tampa*

3   colheres (sopa) de cera de candelila
2   colheres (sopa) de óleo de coco
½ de xícara de óleo de amêndoas doces
2   colheres (sopa) de óleo de jojoba (veja o Você sabia? da p. 179)
20 gotas de óleo essencial de lavanda (veja o Você sabia? da p. 182)

1. Misture a cera e o óleo de coco numa tigela média refratária de metal ou vidro (veja a Dica da p. 56). Coloque 4 cm de água numa panelinha, leve ao fogo e espere levantar fervura. Apoie a tigela sobre a panela, tomando cuidado para que o fundo não encoste na água. Aqueça, mexendo de 5 a 10 minutos, ou até que a cera derreta e fique homogênea.

2. Retire a tigela do fogo. Acrescente os óleos de amêndoas e jojoba, além do óleo essencial de lavanda, misturando para ficar cremoso. Passe para o pote. Deixe esfriar até se solidificar.

3. Aplique uma pequena quantidade nas mãos, dando mais atenção às partes mais ressecadas. Repita quantas vezes for necessário.

4. Mantenha em temperatura ambiente por até 6 meses.

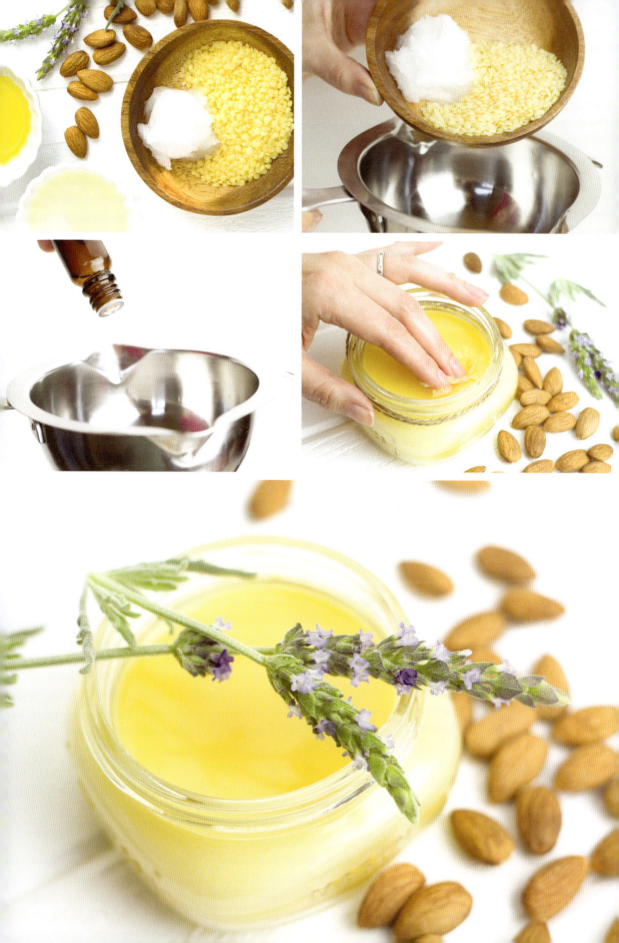

HIGIENIZANTE PARA MÃOS DE LAVANDA

Com esta loção, você higieniza as mãos ao mesmo tempo em que relaxa com o aroma calmante da lavanda. É uma mão na roda (trocadilho infame!) para quando precisa lavar as mãos, mas não tem água nem sabonete. Tenho um estoque em casa e no carro. Carrego sempre um frasco na bolsa.

Ideal para:

♥ Todos os tipos de pele

★ **Estrela da receita:**
O gel de babosa é um excelente hidratante. Nesta fórmula ele impede que o álcool da hamamélis resseque a pele.

- Frasco plástico com tampa tipo squeeze

$\frac{1}{2}$ xícara de gel de babosa (veja a Dica da p. 40)

$1\frac{1}{2}$ colher (chá) de hamamélis (veja a Estrela da receita da p. 176)

$\frac{1}{8}$ de colher (chá) de óleo de vitamina E (veja o Você sabia? da p. 152)

5 a 10 gotas de óleo essencial de lavanda

1. Numa tigelinha, misture o gel de babosa com a hamamélis até ficar homogêneo.

2. Acrescente os óleos de vitamina E e de lavanda. Passe para o frasco.

3. Esprema uma pequena quantidade de loção nas mãos. Esfregue, sem esquecer de passar entre os dedos, e espere secar. Se puder, use também com uma escovinha de unhas.

4. Mantenha em temperatura ambiente por até 2 meses.

VOCÊ SABIA?

A lavanda é usada há milênios para limpar e purificar a pele. Na Antiguidade, era adorada pelos gregos, romanos e persas. É naturalmente antisséptica, antifúngica, antibacteriana e antimicrobiana.

182   COSMÉTICOS UNISSEX

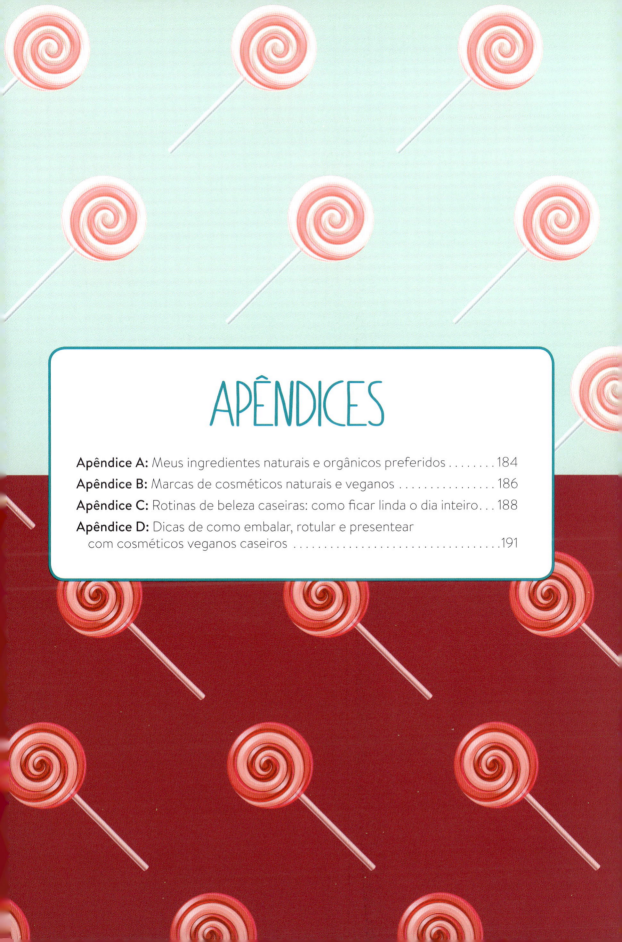

APÊNDICES

Apêndice A: Meus ingredientes naturais e orgânicos preferidos 184
Apêndice B: Marcas de cosméticos naturais e veganos 186
Apêndice C: Rotinas de beleza caseiras: como ficar linda o dia inteiro . . . 188
Apêndice D: Dicas de como embalar, rotular e presentear
    com cosméticos veganos caseiros 191

Apêndice A: Meus ingredientes naturais e orgânicos preferidos

Trago a seguir um pequeno guia das minhas preferências. Você verá mais informações sobre esses e outros elementos vegetais e óleos essenciais — as vitaminas, os minerais e os nutrientes que eles contêm — no Capítulo 3 (p. 24), e também destacados ao longo das receitas.

Açúcar de cana: Esfoliante, é rico em enzimas naturais. Alivia irritações e amacia a pele, tem ação anti-inflamatória e absorve o excesso de oleosidade.

Aratura: Espessante e estabilizante de misturas, ajuda a pele a absorver a umidade.

Argila branca de bentonita: Tem ação antibacteriana, remove o excesso de oleosidade e ajuda a retirar as impurezas dos poros.

Aveia em flocos finos: Alivia irritações na pele, tem ação anti-inflamatória e esfoliante, amacia a pele, reduz inflamações e absorve o excesso de oleosidade.

Azeite de oliva: Hidratante.

Baunilha (extrato, absoluto e pó): Contém antioxidantes, tem ação afrodisíaca, anti-inflamatória, calmante e melhora o humor.

Bicarbonato de sódio: Combate o mau odor e é anti-inflamatório.

Cera de candelila: Emulsiona e engrossa misturas.

Chá verde: Tem ação antioxidante, anti-inflamatória, adstringente e anti-bacteriana. Ajuda a reduzir inchaços e poros aumentados.

Gel de babosa: É hidratante e tem ação anti-inflamatória e antisséptica. Ajuda a combater a acne.

Hamamélis: Tem ação levemente antibacteriana, é adstringente e redutora de poros, limpa a pele e combate a acne.

Manteiga de cacau: Amacia, hidrata e tem aroma doce e achocolatado.

Manteiga de karité: Tem ação emoliente, profundamente hidratante e antimicrobiana.

Óleo de abacate: Excelente hidratante e emoliente, amacia a pele, trata sintomas de eczema e psoríase, melhora a elasticidade, penetra bem e tem FPS natural.

Óleo de amêndoas doces: É um bom hidratante porque é parecido com o sebo natural da pele. Tem ação anti-inflamatória, combate coceira e ardor e é excelente no tratamento de sintomas de eczema.

Óleo de argan: Rapidamente absorvido pela pele, combate rugas e auxilia na prevenção de estrias.

Óleo de coco: Rico em antioxidantes, tem ação antimicrobiana e hidratante, além de FPS natural.

Óleo de jojoba: Hidratante e facilmente absorvido pela pele sem pesar, equilibra a oleosidade natural por ser semelhante ao sebo produzido pelo corpo. Também combate rugas e cicatrizes, além de ter FPS natural.

Óleo de rícino/mamona: Sua ação antiviral, antibacteriana e antifúngica ajuda a tratar vários problemas de pele, reduz dores e estimula o sistema imunológico.

Óleo de rosa-mosqueta: Combate os sinais de envelhecimento, tem ação anti-inflamatória e hidratante.

Óleo de semente de cânhamo: É hidratante e tem ação anti-inflamatória. Auxilia a estimular o crescimento celular.

Óleo de semente de uva: Tem ação adstringente e é rico em antioxidantes mais potentes que as vitaminas C e E.

Óleo de vitamina E: Reduz a aparência de cicatrizes, ajudando a sará-las.

Óleo essencial de camomila: Tem ação anti-inflamatória e calmante para irritações de pele.

Óleo essencial de hortelã-pimenta: Tem ação anti-inflamatória, antibacteriana, antifúngica e antisséptica. Também refresca e acalma.

Óleo essencial de laranja: Tem ação adstringente e antifúngica. Combate a acne.

Óleo essencial de lavanda: Tem ação antisséptica, antibacteriana e antifúngica.

Óleo essencial de melaleuca: Tem ação antifúngica, antisséptica, antimicrobiana e antibacteriana. Combate a acne e os maus odores.

Óleo essencial de rosa: Tem ação antibacteriana, anti-inflamatória, antisséptica, desinfetante e hidratante. Combate a acne.

Sabão de castela: Sabão à base de óleos vegetais, é bom para pele e cabelo. Gosto de usar marcas puras e sem fragrância. Tem mil e uma utilidades, inclusive para lavar louça, roupas, frutas e legumes, e até mesmo para dar banho no cachorro.

Sal marinho: Tem ação antibacteriana e esfoliante. Contém vários sais minerais e oligoelementos.

Vinagre de maçã: Limpa e repara a pele, equilibra o pH.

Apêndice B: Marcas de cosméticos naturais e veganos

Eu sei que você vai adorar fazer seus cosméticos naturais em casa, mas também vai sentir vontade de comprar em lojas. Sendo blogueira de beleza, estaria mentindo se dissesse que só uso produtos caseiros. Mas a boa notícia é que há várias marcas adequadas para veganos, que não exploram o sofrimento animal e seguem uma filosofia 100% natural. No meu site (www.veganbeautyreview.com), há uma série de resenhas [em inglês] de marcas de cosméticos (e seus produtos) que, a meu ver, ajudam a abrir caminho para um futuro mais natural e com menos química. Visite-o para obter mais informações.

Marcas brasileiras de cosméticos naturais e veganos

Marca	Site	Maquiagem	Cuidados com a pele	Cuidados com o cabelo
Arte dos aromas*	www.artedosaromas.com.br	•	•	•
Baims Natural Makeup*	www.baims.com.br	•		
Bioart*	www.bioart.eco.br	•	•	
Cativa*	www.cativanatureza.com.br		•	•
Ewe Alquimias	www.ewealquimias.com.br		•	•
Herbia*	www.herbia.com.br		•	
Simple Organic	www.simpleorganic.com.br	•	•	
NOTA: Empresas assinaladas com asterisco (*) comercializam apenas produtos 100% veganos				

Algumas considerações sobre coloração de cabelo

Em primeiro lugar: a henna é uma excelente alternativa 100% natural para as colorações artificiais. Se você quer tingir o cabelo naturalmente, aposte nela.

Em segundo lugar: o meu cabelo é pink desde 1995. É uma cor natural. Não, não é. Não nego que essa é uma angústia constante para mim. Nem sempre temos como usar coisas 100% naturais. Mas tenho uma boa dica caso você precise descolorir os fios antes de tingi-los ou de usar uma coloração com ingredientes que possam ser tóxicos. Evite aplicá-los diretamente no couro cabeludo. Sim, vai ficar um pouco de raiz aparecendo, mas, dessa forma, você diminui a exposição a toxinas, o que é sempre uma boa opção.

Esmaltes

Ao comprar um desses itens, sempre leia os rótulos e procure se ele contém os ingredientes tóxicos/nojentos a seguir: ingredientes de origem animal, cânfora, dibutilftalato (DBP) e outros ftalatos, formaldeído (e resinas de formaldeído), fragrâncias, parabenos, tolueno, trifenilfosfato (TPHP) e xileno.

Felizmente existem várias marcas confiáveis. E as melhores versões são as que não contêm pelo menos cinco dos piores aditivos: DBP, formaldeído, resina de formaldeído e tolueno. Há também marcas que vão além e não utilizam outros ingredientes indesejáveis, como fragrância, parabenos, ftalatos e xileno.

Procure esmaltes à base de água, que substituem o solvente pela água. Outra vantagem é que eles evitam pigmentos sintéticos. Verifique se as cores que você quer são veganas antes de comprar. Algumas delas – principalmente os vermelhos – podem conter carmim (feito de insetos esmagados, eca!).

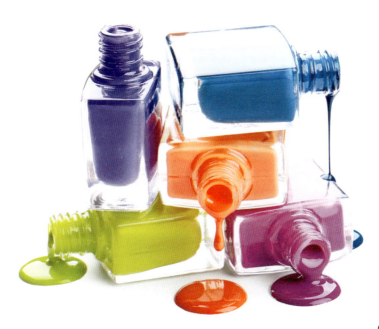

APÊNDICES

Apêndice C: Rotinas de beleza caseiras: como ficar linda o dia inteiro

A vida é colorida, imprevisível e maravilhosa, e quase sempre nos move para várias direções ao mesmo tempo. Em alguns dias, você tem todo o tempo do mundo para ficar à toa, montar um spa em casa e fazer maratona das suas séries preferidas. Em outros, sua a camisa para encaixar milhões de tarefas num espaço de 14 horas. No entanto, trago uma boa notícia: se você está sempre na correria, faz academia ou relaxa à noite, este livro traz, a seguir, receitas de beleza que não vão tomar muito do seu tempo.

Maquiagem de 10 minutos

Esta é para quem sempre aperta o botão de soneca! Se você perde a hora constantemente e sai de casa sem tempo para se maquiar, eu posso ajudar. Vou ensinar uma rotina fácil e 100% natural de maquiagem que pode ser feita em 10 minutos:

1. **Aplique a base:** Base em pó Beleza pura (p. 142) ou Base líquida luminosa (p. 144).

2. **Blush:** Blush cintilante (p. 148).

3. **Rímel:** Rímel vegano (p. 152).

4. **Boca:** Hidratante labial colorido (p. 162).

Rotina de beleza pós-treino

Precisando de uma rotina de beleza fácil e rápida para depois da ginástica? Estes produtos são ótimos para restaurar a aparência e aproveitar ao máximo seu ar de saúde:

1. **Desodorante:** Desodorante em creme (p. 166) ou Desodorante em spray (p. 165).

2. **Xampu a seco:** Xampu seco de lavanda e hortelã (no-poo) (p. 136).

3. **Perfuminho:** Perfume Especialmente você (p. 117), Perfume Me leve com você (p. 109) ou Perfume de flores, frutas e baunilha (p. 114).

4. **Talquinho:** Talco de baunilha (p. 168).

Rotina matinal

Seguir uma boa rotina matinal de cuidados com a pele traz excelentes resultados. Use esses produtos na sequência indicada a fim de garantir um rosto sempre lindo e macio. Quando houver uma listagem, escolha a melhor opção para o seu tipo de pele.

1. **Limpeza:** Sabonete básico (p. 46), Óleos de limpeza facial (p. 45), Sabonete antiacne (p. 48) ou Gel de limpeza facial Sempre jovem (p. 44).

2. **Tônico facial:** Tônico facial para todos os tipos de pele (p. 49), Tônico facial de água de rosas para pele seca ou sensível (p. 54), Tônico facial para pele com acne (p. 52), Tônico suave antissinais (p. 55) ou Tônico facial de manjericão (para amenizar poros dilatados) (p. 50).

3. **Sérum:** Sérum de rosas antissinais (p. 58) ou Sérum de café Energia pura (p. 59).

4. **Hidratante:** Creme facial hidratante de rooibos (p. 62).

Rotina noturna

Uma rotina de cuidados com a pele à noite é importante porque ajuda a reparar e a reconstruir as células durante o merecido soninho. Afinal, as células novas crescem mais rápido durante o sono. Assim, mesmo quando você estiver morrendo de cansaço e quiser cair na cama direto, dedique alguns minutinhos antes de dormir para limpar, tonificar a hidratar o rosto. Seguir estes passos ajuda a rejuvenescer a pele e a manter manchas e ruguinhas bem longe. Mais uma vez: quando houver uma listagem, escolha a melhor opção para o seu tipo de cútis.

1. **Limpeza:** Sabonete básico (p. 46), Óleos de limpeza facial (p. 45), Sabonete antiacne (p. 48) ou Gel de limpeza facial Sempre jovem (p. 44).

2. **Tônico facial:** Tônico facial para todos os tipos de pele (p. 49), Tônico facial de água de rosas para pele seca ou sensível (p. 54), Tônico facial para pele com acne (p. 52), Tônico suave antissinais (p. 55) ou Tônico facial de manjericão (para amenizar polos dilatados) (p. 50).

3. **Hidratante:** Creme facial hidratante de rooibos (p. 62) e Creme noturno antissinais (p. 60).

4. **Sérum:** Sérum de rosas antissinais (p. 58).

Spa noturno

Com todo o estresse do dia a dia, é importante se desligar do mundo, relaxar e se permitir um spa em casa só para você. Cuide-se com estes produtos simples, capazes de proporcionar relaxamento. Você merece um momento zen:

1. **Relaxamento com máscara facial:** Máscara facial de matchá Deusa verde (p. 71), Máscara facial desintoxicante de argila verde (p. 74), Máscara facial Floresta negra (p. 72), Máscara facial ultra-hidratante (p. 75), Máscara facial de cúrcuma (p. 76), Máscara facial antissinais Bons tempos (p. 82), Máscara facial de vitamina de abacate com banana (p. 78) e Máscara facial antioxidante de vitamina de mirtilo (p. 81).

2. **Esfoliação corporal:** Esfoliante corporal de babosa (p. 94), Esfoliante corporal de café e baunilha (p. 97), Esfoliante corporal de amêndoa (p. 98), Esfoliante corporal de linhaça (p. 100) ou Esfoliante corporal de sal marinho (p. 99).

3. **Escalda-pés:** Escalda-pés refrescante (p. 89).

Itens para levar em viagens

Para viajar, gosto de estar com produtos de higiene polivalentes, que me ajudam a poupar tempo e dinheiro. Carrego sempre comigo minhas loções de limpeza para as mãos. Ninguém merece pegar gripe nas férias, né?

1. **Hidratante labial:** Hidratante labial (p. 157) – também pode ser usado como pomada para o cabelo e super-hidratante para cotovelo, dedos e calcanhar.

2. **Óleo de coco:** Fica a dica: use-o puro como hidratante corporal, creme para mãos e creme de barbear (confira o boxe da p. 27 a fim de saber mais a respeito desse ingrediente maravilhoso).

3. **Loção higienizante de mãos:** Higienizante para mãos de lavanda (p. 182).

4. **Bloqueador solar:** Use bloqueador solar adequado para veganos.

5. **Repelente de insetos:** Repelente natural (p. 178).

Apêndice D: Dicas de como embalar, rotular e presentear com cosméticos veganos caseiros

Certo, você já fez todos os maravilhosos cremes faciais, as manteigas corporais, os perfumes e por aí vai — o pacote completo. Agora, vem a parte mais legal: embalar tudo para dar de presente. E não tem certo nem errado na hora de enfeitar suas lembrancinhas caseiras. O segredo é se divertir e usar a criatividade! Trago aqui dicas e supertruques para incrementar.

Prefira embalagens de vidro às de plástico

Além de elegante, o vidro é uma opção mais sustentável que o plástico. (Sabia que uma garrafa plástica leva, no mínimo, 450 anos para se biodegradar?) E o bom dos frascos de vidro e latinhas metálicas é que dá para reutilizá-los, reciclá-los e reaproveitá-los. Eles podem ser usados para quase tudo: vasinhos de planta, apoio para velas e até para os pincéis de maquiagem. Abuse da criatividade. A mãe natureza agradece.

E tem mais: vários óleos essenciais decompõem o plástico com o passar do tempo. Com vidro, não tem risco de as toxinas do plástico passarem para os seus produtinhos.

Faça rótulos lindinhos

Claro que você pode escrever à mão nos rótulos, etiquetas e tags, se preferir. Mas se for como eu e tiver uma caligrafia rudimentar, faça os rótulos no computador usando ferramentas de edição de imagem ou texto. Há também boas opções on-line.

Também há várias empresas na internet que oferecem o serviço de confecção de rótulos. Quem quer economizar mais ainda pode baixar modelos de rótulos e adesivos. Procure "rótulos grátis para impressão".

Não precisa se limitar ao nome do produto. Sugestões do que você pode incluir no rótulo são: os ingredientes, o modo de uso e as dicas de conservação (como "Mantenha na geladeira depois de aberto", "Mantenha ao abrigo da luz solar") e data de validade.

Use ornamentos e enfeites

Aposte em lindos enfeites para as embalagens. Você pode usar quase tudo: adesivos, fitas, pedaços de tecido bonitos, papel de embrulho, lencinhos de papel, renda, laços de fita, barbante, ervas e flores frescas ou secas, além de canela em pau. Pode por também adesivos fofinhos e glitter. Seu cosmético vai ficar lindo, bafônico, pura cobiça e poder!

Capriche na embalagem

Para garantir um maior impacto — ou caso precise de algo para guardar ou dar mais um presente —, aposte em embalagens reutilizáveis. Experimente cestas de madeira ou metal, bolsinhas de organza, juta ou sarja, caixinhas decoradas, meias de Natal e sacolinhas.

AGRADECIMENTOS

Dedico este livro com o maior amor do mundo ao meu incrível e maravilhoso marido, Avi; aos meus filhos, Dylan e Devendra; à minha mãe e aos meus amiguinhos peludos, Spirulina e Conan (e Towane, que já partiu, mas vive para sempre no nosso coração). Quero também deixar um agradecimento especial para a minha família, para meus amigos e a todas as pessoas que apoiam o Vegan Beauty Review, me inspirando e motivando todos os dias.

– Sunny Subramanian

Agradeço muito a Sunny por sua maneira vibrante de divulgar o modo de vida vegano e o amor aos animais; a Marilyn Allen, por seu trabalho incansável e sensato como agente; a Tina Anson Mine, pela revisão precisa e cuidadosa; e a Bob Dees e toda a sua equipe editorial da Robert Rose Publishing.

Para o meu amado dachshund Holmes, que já partiu: saudades eternas; para os meus dachshunds adotados Wallander e Murdoch e aos meus gatos, também adotados, Tinker e Tuppence, vocês são minha inspiração. Por eles, dedico este livro a todas as organizações que trabalham incansavelmente para dar fim à crueldade contra os animais e oferecer melhores condições de saúde e bem-estar aos animais domésticos, pecuários e silvestres. Vocês ajudam a construir um mundo mais bondoso e com mais esperança. Obrigada.

– Chrystle Fiedler